앳킨스 다이어트 혁명

배고픔과 요요 없는 다이어트

로버트 앳킨스 지음 | 박중환 옮김

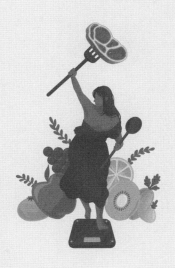

사랑스러운 아내 베로니카
그녀는 감성, 지성 그리고 영성에
끊임없는 영감을 주었으며,
앳킨스 영양학을 정립하는 데
큰 도움을 주었습니다.

추천사
앳킨스 다이어트 - 저탄고지, 그 시작과 끝!

많은 사람들이 매년 반복해서 결심하는 목표가 있습니다. 바로 '다이어트'입니다. 다이어트는 누군가에게는 단순한 체중 감량을 의미하지만, 기능의학 의사들에게는 건강을 회복하는 치료입니다. 당뇨병, 고혈압, 고지혈증, 갑상선 기능 저하증, 만성 염증, 암과 같은 대사질환의 가장 확실한 치료가 바로 '다이어트'입니다. 개인의 건강을 좌우하는 것은 전적으로 신진대사metabolism에 달려 있습니다. 건강한 몸은 영양, 호르몬 그리고 신경전달물질의 대사가 원활합니다.

반면에 대사에 이상이 생기면 건강문제가 나타나기 시작합니다. 사람들은 병원에서 다양한 진단을 받지만 질병의 원인은 명확합니다. 그것은 정상적인 대사가 이루어지고 있느냐 마느냐에 따라 결정됩니다. 개인의 대사능력을 결정짓는 것은 어디까지나 개인의 몫입니다. 건강보험이나 의료체계는 개인의 건강에 직접적인 영향을 끼치지 않습니다. 아니, 끼칠 수 없습니다. 다만 사후에 약처방을 제공해 줄 뿐입니다.

정기검진을 통한 질병의 '조기 발견'이 나를 지켜준다는 착시 현상과, 건강보험이 있으면 건강을 보장받을 수 있다는 믿음이 있습니다. 이로 인해 많은 이들이 스스로 건강을 책임지는 것에 소홀합니다. 그 결과 현대인들의 대사질환은 그 어느때보다도 만연해 있습니다. 당뇨, 고혈압, 고지혈증, 과체중과 비만 같은 현대인들의 대사질환은 끝없이 증가하고 있습니다. 대사 질환을 결정짓는 가장 큰 변수는 가족력이나 유전이 아닙니다. '식습관'에 달려있습니다. 그리고 이 책 〈앳킨스 다이어트 혁명〉은 '지극히 정상적인' 식습관, 즉 다이어트에 대해 이야기하고 있습니다.

앳킨스 박사에 대해 처음 알게 된 것은 2005년으로 기억합니다. 당시에는 기존의 영양학과 동떨어진 이론이라 '그냥 이런 주장이 있구나…' 하고 넘겼던 기억이 있습니다. 그리고 무려 12년이 지난 2017년, 저탄고지저탄수화물 고지방 식이 붐이 다시 일기 시작했습니다. 그 무렵 현대 영양학계와 의료계에도 큰 변화가 있었습니다. 이전에는 과격한 다이어트로 여겨졌던 저탄고지 식단이 지극히 정상적인 식단이라는 연구들이 뒷받침되기 시작했습니다. 수많은 사상자를 초래하고 있는 대사질환의 원인이 탄수화물로 점철된 현대인들의 식단에 있다는 인식이 자리하기 시작한 것입니다. 그 시작에 앳킨스 다이어트가 있습니다.

앳킨스 다이어트는 단순히 살을 빼기 위한 다이어트 프로그램이 아닙니다. 고기를 많이 먹으라는 육식 찬양론도 아닙니다. 일부에서는 아직까지도 저탄고지 식단에 대한 우려와 편견이 존재합니다. 이는 건강한 식단에 대한 대중들의 인식이 미약하던 시절 만들어진 자극적인 오해에 불과합니다. 앳킨스 다이어트는 시대를 너무 앞서간 연구였던 것입니다. 시대를 앞서간 선구자들이 겪는 시련을 앳킨스 박사도 피해 갈 수 없었습니다. 하지만 진실은 결국 드러나기 마련입니다.

건강한 식단을 통해 가짜 음식들을 거두어 내기를 바랍니다. 진짜 음식을 공급해 주면 우리 몸은 정상적으로 대사하기 시작합니다. 비정상적인 혈당, 혈압 그리고 콜레스테롤 수치가 다시 정상이 될 것입니다. 체지방도 마찬가지입니다. 대사가 정상이 되면 체중도 정상이 될 수밖에 없습니다. '살을 빼는 것'이 아니라 '대사만 정상으로 되돌려 놓으면 되는 것'입니다.

그런 의미에서 이 책은 다이어트의 교본이자 원서라 할 수 있습니다. 저자는 '다이어트는 프로그램이 아니라 라이프 스타일'이라는 것을 강조합니다. 환자를 진료하는 모든 의료인들과 건강을 원하는 모든 이들이 반드시 읽어봐야 할 책입니다. 제목은 〈앳킨스 다이어트 혁명〉이지만 내용은 〈앳킨스 건강 혁명〉입니다.

〈환자 혁명〉 저자, 〈닥터조의 건강이야기〉 유튜브 채널

조 한 경

추천사
저탄수화물 식사와 활력 있는 삶

저는 가정의학과 의사입니다. 30년 지기와 함께 시골에서 조그마한 기능의학 의원을 운영하고 있습니다. 20년 넘게 사랑스러운 아내가 매일 아침 정성껏 밥과 국을 준비해주었습니다. 하지만 50세 이후에는 아내에게 아침 밥상을 준비하지 말아 달라고 부탁하였습니다. 그 이유는 우리 몸이 포도당과 케톤을 에너지원으로 사용하는 하이브리드 시스템임을 알게 되었기 때문입니다. 저는 강의를 준비하거나 집필을 할 때면 저탄수화물 식사를 하고 있습니다. 저탄수화물 식단 + 간헐적 단식 + 건강한 오일 + 스트레스 관리 + 마음 공부. 이 5가지 건강한 습관은 비만, 암, 당뇨, 치매를 예방하며 건망증, 무력감 그리고 만성 통증을 극복하게 해줄 것입니다. 앳킨스 다이어트는 활력이 충만한 삶을 선물할 것입니다.

〈현대인을 위한 기능의학 건강관리〉 저자, 〈닥터 까막눈〉 유튜브 채널

최 진 석

서문
다이어트가 아니라, 라이프 스타일입니다

이 책은 많은 사람들의 체중 감량을 돕기 위해 쓰여진 최신판입니다. 미국에서 천만 명이 넘는 독자가 선택했고, 가장 많이 읽힌 다이어트 및 건강 서적이 되었습니다. 수많은 사람들이 이 책의 가르침을 따랐습니다. 그들은 체중을 감량하고, 건강한 삶을 되찾았습니다. 그리고 더 중요한 일이 벌어지고 있습니다. 앳킨스 영양학에 대한 의학계의 관점이 조금씩 변화하고 있습니다. **탄수화물 제한 영양학** controlled carbohydrate nutritional approach에 대한 방대한 과학적 증거들은 계속해서 제시되고 있습니다.

우리 사회는 오랜 시간 지방 공포증에 휩싸여 있습니다. 저지방 음식을 먹으면, 건강에 좋을 것이라는 믿음이 아직도 유령처럼 떠돌고 있습니다. 이러한 믿음은 명백한 오류이며, 편협한 정보입니다. 이러한 거짓 선동을 바로잡는 데, 앳킨스 영양학이 기여하고 있다는 사실이 정말 기쁩니다. 지금까지 대부분의 미국인들은 미국 심장 협회 AHA가 승인한 설탕 가득한 시리얼과 빵, 파스타, 베이글을 건강식품으로 알고 있었습니다. 반대로 스테이크, 베이컨은 피해야하는 음식으로 배워왔습니다. 이러한 잘못된 건강 정보가 비만 전염병을 확산시켰으며, 암울한 상황은 지금도 변함이 없습니다.

수십 년 동안 유행했던 저지방 광풍은 미국 식단에서 탄수화물 소비를 엄청나게 증가시켰으며, 반대로 지방의 비율은 급격히 낮췄습니다. 지방 섭취의 감소는 자연스럽게 채소 섭취의 감소로 이어졌습니다. 그 빈자리를 정제 탄수화물, 설탕 그리고 밀가루 음식이 채웠습니다. 정크푸드는 거대한 해일처럼 미국 식단을 점령해 버렸습니다. 누군가가 미국을 뚱뚱하고, 피곤하고, 건강하지 못한 나라로 만들고 싶었다면, 이것은 완벽한 계획이었습니다.

매년 비만이 폭증하고 있다는 통계가 쏟아지고 있습니다. 더 무서운 사실은 당뇨병 환자의 숫자가 폭발하고 있다는 것입니다. 비만은 당뇨병과 동전의 양면이며, 쌍둥이 전염병입니다. 이 전염병은 대중들에게 복음처럼 전파된 저지방 · 고탄수화물 식단의 결과였습니다. 저지방을 옹호했던 사람들은 탄수화물 제한 영양학이 극도로 해롭다고 폄하해 왔습니다. 저지방 신도들은 고단백 식단이 신장 기능을 손상시킬 것이라고 주장했습니다. 하지만 저는 한 번도 그런 경우를 접해본 적이 없습니다.

또 다른 미신이 있습니다. 탄수화물 제한 식단이 콜레스테롤 문제를 일으킬 것이라는 비난입니다. 이 책을 읽으면서 알게 될 진실은 탄수화물 제한 영양학은 콜레스테롤cholesterol과 중성지방triglyceride 수치를 정상화한다는 것입니다. 다행스럽게 수많은 사람들이 저지방 식단에서 탄수화물 제한 식단으로 바꾸고 있습니다. 사람들은 자신의 변화를 통해 스스로 깨달음을 얻고 있습니다. 저지방 교리를 숭배하는 사람들의 비판은 현대의학에서 가장 큰 거짓 선동이었다고 확신합니다.

이 책을 읽다 보면, 우리 사회의 잘못된 이면을 보고 놀랄 것입니다. 비만과 당뇨병은 쌍둥이 전염병입니다. 이 쌍둥이 전염병의 심각성은 책의 초점을 바꾸게 하였습니다. 수백만 명의 사람들이 과도한 탄수화물로 인해 암, 당뇨병, 심장병, 고혈압과 같은 만성 대사질환에 시달리고 있습니다. 이제 의료계의 지도자들은 탄수화물 제한 영양학을 최적의 건강을 위한 **선택적 치료법**selected treatment으로 인식해야 합니다.

저는 탄수화물 제한 식단을 실천해 오신 분들의 이야기를 주의 깊게 들어왔습니다. 그것을 근거로 이 책의 내용과 실천방향을 보다 구체화했습니다. 이 책은 최근의 탄수화물 제한 영양학에 대한 과학적 연구 사례를 보완했습니다. 너무나 많은 사람들에게 다이어트라는 단어는 단기간 동안 체중을 감량하는 게임이 되어 버리고 말았습니다. 탄수화물 제한 영양학은 단기 다이어트 게임이 아니며, 평생 유지해야하는 라이프 스타일입니다. 그래서 이 책에서는 **앳킨스 다이어트**Atkins Diet가 아니라, **앳킨스 영양학**Atkins Nutrition이라고 부를 것입니다. 앳킨스 영양학은 보완 의학이며, 건강한 삶을 회복하는 것이 목표입니다. 당신을 앳킨스 여행에 초대합니다.

※참고 사항

이 책에서 제공하는 정보는 수천 명의 환자 임상을 기반으로 하고 있지만, 담당 의사의 조언을 대신할 수 없습니다. 이 책에서의 권장사항은 각 개인의 상황에 따라서 다를 수 있습니다.

1부. 앳킨스 다이어트가 필요한 이유

목차 Contents

3부. 평생 날씬하고 건강한 라이프 스타일

1부

앳킨스 다이어트가
필요한 이유

1장
당신은 변화할 것입니다

다이어트의 핵심은
'어떤 음식을 먹는가'의 문제입니다.
끊임없이 반복하는 체중 감량 프로그램은
다이어트라고 불릴 자격이 없습니다.
앳킨스 영양학은
다이어트가 아닙니다.
건강한 삶을 만드는 혁명적 방법입니다.

체중이 감량되고
에너지가 높아집니다

팀 월러다인Tim Wallerdeine은 3명의 어린 자녀와 행복한 결혼생활을 하고 있었습니다. 그는 30대 중반 나이에 신장 183cm, 체중 152kg이었습니다. 혈압은 매우 높았고, 중성지방 수치는 천정부지로 치솟고 있었습니다. 그는 아이들의 성장하는 모습을 계속해서 지켜보고 싶었습니다. 고민 끝에 앳킨스 영양학을 시작하기로 했습니다. 프로그램을 시작한 지 2주만에 9.5kg를 감량했고, 4주 후엔 15kg을, 9개월 후에는 무려 55kg을 감량했습니다. 여전히 팀은 맛있는 음식을 마음껏 즐기면서 체중을 유지하고 있습니다.

"혈압이 정상이 되었어요. 콜레스테롤, 혈당, 중성지방 수치도 낮아졌고요. 지금도 계속 낮아지고 있습니다. 허리와 목의 통증도 사라졌어요. 좋은 아빠와 남편이 되어 가고 있습니다. 과거에는 주말에 시체처럼 소파에 누워만 있었지요. 에너지가 바닥이었거든요. 지금은 아이와의 놀이가 너무나 즐겁습니다. 지금, 살아있음을 느끼고 있습니다!"

이 책은 체중을 감량하고, 활력을 되찾는 방법에 대해 보여줄 것입니다. 나아가 인생을 완전히 변화시킬 수 있는 방법 또한 알려 줄 것입니다. 혹시 앳킨스 영양학이 가장 효과적인 체중 감량 계획이라는 말을 들어본 적이 있습니까? 처음 듣는 질문일 수도 있습니다. 분명한 것은 **진실**truth이라는 것입니다. 누구나 한 번쯤 체중 감량과 치열한 전투를 해보았을 것입니다. 전투의 이름은 사람마다 각기 다릅니다. 저지방 다이어트, 원푸드 다이어트, 저칼로리 다이어트 등 수많은 다이어트가 시대를 풍미했습니다.

매번 다이어트를 하면서 칼로리를 계산하지 않았나요? 다이어트를 하는 내내 배고픔과 싸우지 않았나요? 다이어트를 통해 어렵게 체중을 감량했지만, 오래지 않아 다시 체중이 원점으로 돌아오지 않았나요? 어떤 이들은 과거의 체중보다 더 늘어난 경우도 많습니다. 이러한 시나리오가 지긋지긋합니까? 앳킨스 영양학은 요요의 악순환을 완전히 끝내고 체중 감량을 넘어 또 다른 이점을 선물합니다. 바로 **건강한 삶**healthy life입니다.

저는 제 독자들이 이렇게 말하기를 원합니다. "제가 체중 감량과 더불어 잃어버린 에너지를 되찾게 될 줄은 몰랐어요!" 전형적인 탄수화물 식단은 우리를 살찌게 만듭니다. 낮에는 짜증나고 피곤하게 하며, 밤에는 불면의 시간을 보내게 합니다. 그것은 불행으로 가는 재앙의 불씨입니다. 결국 이 불씨는 심장병, 고혈압 그리고 당뇨병이라는 커다란 화재를 만듭니다. 앳킨스 영양학은 단순히 체중을 감량하는 방법이 아니라, 날씬하고 건강한 상태를 평생 유지하는 **라이프 스타일**입니다.

앳킨스 박사의 4가지 약속

앳킨스 영양학은 가장 성공적인 체중 감량 및 유지 프로그램입니다. 특히 이 프로그램은 체지방 감소를 목표로 하고 있습니다. 본래 지방은 우리를 과체중으로 만들기 위한 존재가 아니라, 에너지 저장을 위한 몸의 백업 시스템입니다. 이러한 에너지 전환은 몸의 주요 연료인 탄수화물의 양이 아주 적을 때 발생합니다. 방법은 어렵지 않습니다. 우리가 탄수화물을 적게 섭취하면, 몸은 즉시 지방 분해 스위치를 작동시킵니다.

이러한 에너지의 변환은 암, 당뇨병, 심장병, 고혈압에 시달리는 사람들에게 긍정적인 영향을 미칩니다. 또한 우울증, 위장병, 알레르기, 만성 통증, 면역 체계의 약점을 보완할 수 있습니다. 저는 실제 진료에서 최적화된 식단과 영양 보충제로 환자를 치료합니다. 이 방법은 약물로만 질병을 치료하는 것과 분명한 차이를 만들어 냅니다. 제 목표는 당신을 건강하고 행복한 사람이 되도록 돕는 것입니다. 영원히 체중을 감량하는 방법을 보여드리겠습니다. 다음 4가지를 약속 드립니다.

첫째, 체중이 감량됩니다. 남성과 여성, 모두 쉽게 체중 감량을 할 수 있습니다. 비만과 뱃살은 잠재적인 건강의 위험신호입니다. 체중을 정상화하는 것은 건강 프로그램의 가장 중요한 가치입니다. 체중 감량으로 다양한 건강상의 이점을 얻을 수 있습니다. 나아가 체중 감량은 고가의 화장품보다 더 매력적인 자신을 만듭니다.

둘째, 감량된 체중을 계속 유지합니다. 대부분의 다이어트는 요요에서 자유롭지 못합니다. 이러한 딜레마는 저지방·저칼로리 식이요법이 직면한 문제입니다. 누구나 잠시 동안 배고픔을 견딜 수 있지만, 요요라는 가슴 아픈 트라우마를 경험하게 됩니다. 그것은 저칼로리 다이어트의 문제입니다. 앳킨스 영양학은 배고픔을 거부합니다. 이 식단은 지방과 단백질이 충분한 음식을 포함하며, 배고픔은 문제가 되지 않습니다. 평생 건강한 체중을 유지할 수 있게 해줍니다.

셋째, 건강한 삶을 얻습니다. 변화는 놀라울 것입니다. 맛있고, 건강하고, 영양가 높은 음식을 먹을 것입니다. 동시에 설탕이 가득 찬 정크푸드의 늪에서 벗어날 것입니다. 정상적인 혈당과 인슐린 대사로 몸이 바뀔 것입니다. 피곤함이 줄어들고, 잃어버린 에너지를 되찾을 것입니다. 앳킨스 영양학에 참여한 사람들은 목표 체중에 도달하기 전에, 먼저 기분이 좋아지기 시작합니다. 재앙과 같은 정제 탄수화물을 버리고, 원형 그대로의 음식을 선택하십시오. 새로운 삶이 시작됩니다. 저는 수천 명의 환자들을 성공적으로 치료했으며, 그 과정은 가장 보람 있는 경험이었습니다.

넷째, 질병을 예방합니다. 여름 해변에서 보여줄 멋진 몸매보다, 더 중요한 삶 자체가 바뀔 것입니다. 탄수화물을 제한함으로써 암, 심혈관 질환, 고혈압, 당뇨병과 같은 만성 질환에서 벗어날 것입니다. **탄수화물 제한 식단은 염증과 산화를 줄임으로써, 만성질환을 예방하고 노화를 늦춥니다.**

앳킨스 영양학은 혁명적 방법입니다

미국은 세계에서 가장 뚱뚱한 나라입니다. 미국 성인의 70% 이상이 과체중과 비만입니다. 하지만 30년 전에는 이 비율이 40%도 되지 않았습니다. 미국인들은 유난히 나약한 의지를 가지고 있는 걸까요? 아니면 뚱뚱하고 싶은 강박관념이 있는 걸까요? 미국인은 왜 비만 전염병에 시달리고 있을까요? 분명한 것은 미국인들이 정상적인 음식을 먹지 않고 있다는 사실입니다. 1970년대부터 미국 정부와 농무부USDA 같은 국가기관들은 저지방 다이어트의 복음을 무차별적으로 전파했습니다. 미국 정부 통계를 살펴보면, 지방 섭취의 감소 곡선과 정제 탄수화물과 설탕의 증가 곡선이 교차하고 있음을 분명히 볼 수 있습니다. 미국 농무부의 음식 피라미드 가이드는 비만과 당뇨라는 전염병을 퍼뜨리는 데 일조하였습니다.

당신이 오랫동안 과체중이었다면, 혈당 불균형과 대사 장애를 겪고 있음이 거의 확실합니다. 정제 탄수화물은 몸을 서서히 죽이는 달콤한 독입니다. 활기를 잃게 하며, 건강에도 좋지 않고, 외모도 망가뜨립니다. 직장 생활에도, 성 생활에도 그리고 심장에도 좋지 않습니다. 정제 탄수화물은 백색 악마와 같습니다. 비만인들은 지금도 악마의 유혹 속에서 허우적대고 있습니다. 저지방이 아니라, 탄수화물 제한이 필요합니다.

이제 많은 미국인들이 농무부의 식품 피라미드에 대해 의문을 품기 시작했습니다. 또한 매스미디어가 저지방·고탄수화물 식단은 높은 인슐린과 중성지방 수치를 초래한다는 과학적 연구들을 보도하기 시작했습니다. 반가운 흐름은 탄수화물 제한 영양학을 인식하는 의사들과 영양학자가 계속 증가하고 있다는 것입니다. 하지만 저는 만족스럽지 않습니다. 아직도 미국 식생활의 가장 치명적인 요소가 정크푸드라는 것을 깨닫지 못하는 사람들이 많기 때문입니다. 인슐린과 혈당 수치, 신진대사에 대한 논의는 복잡해 보일 수 있습니다. 그렇지만 건강한 삶을 위해서는 명확히 알고 있어야 하며, 왜 앳킨스 영양학이 건강한 체중 감량을 만들어내는지 이해할 수 있습니다.

다시 한번 말씀드립니다. 본래 인류의 DNA는 과도한 정제 탄수화물을 자유롭게 먹도록 설계되어 있지 않습니다. 체중을 감량하는 것은 칼로리를 계산하는 문제가 아닙니다. 다이어트의 핵심은 **'어떤**

음식을 먹는가'의 문제입니다. 끊임없이 반복하는 체중 감량 프로그램은 다이어트라 불릴 자격이 없습니다. **앳킨스 영양학은 단순한 '다이어트'가 아닙니다. 평생 건강한 삶을 만드는 혁명적 방법입니다.**

앳킨스 박사의 요점 정리

- 과다 탄수화물 식단은 인간의 신진대사에 적합하지 않습니다.
- 비만은 지방 과다 섭취가 아닌, 신진대사 장애의 결과입니다.
- 수많은 과학적 연구는 설탕, 정제 탄수화물, 정크푸드가 건강, 에너지, 정신상태 그리고 체형에 나쁘다는 것을 일관되게 보여주고 있습니다.
- 저지방 식단은 고탄수화물 식이요법이며, 수많은 문제들을 야기합니다.
- 앳킨스 영양학에 참여함으로써 체중을 감량하고, 질병을 예방합니다.
- 앳킨스 영양학은 가장 영양 밀도가 높은 단백질과 지방, 그리고 채소로 식단을 구성하고 있습니다.

2장
앳킨스 영양학은 왜 효과가 있을까

체중을 감량하는 유일한 방법이
칼로리 섭취를 줄여야 한다는 조언은 버려야 합니다.
아직도 많은 사람들은
칼로리의 양을 줄이는 데 집착하고 있습니다.
탄수화물 제한 식단은
포도당에서 지방을 태우는 대사로 변화시킵니다.
지방을 태우기 때문에
더 많은 에너지와 칼로리를 소모합니다.

단맛의 저주에
빠지지 마세요

고든 링가드Gordon Lingard는 부동산 회사의 중역으로 근무하고 있습니다. 그는 20대 후반에 극도의 비만이 되어서 몸무게는 204kg까지 불어나기까지 했습니다. 50대 초반에 178cm, 139kg으로 비만이었습니다. 그는 항상 음식 욕망에 시달렸습니다. 식욕을 통제할 수 없었고, 10L짜리 아이스크림을 앉은 자리에서 순식간에 해치웠습니다. 달콤함이 악마의 속삭임처럼 유혹했습니다. 그는 당시를 이렇게 회상합니다.

"항상 먹는 것을 원했어요. 정말 무서웠어요. 완전히 본능적이었거든요. 오로지 음식밖에 없었어요. 집 근처 모든 식당의 메뉴를 외우고 있었다니까요."

탐식의 원인은 어디서 비롯되었을까요? 근본원인은 **신진대사의 문제**였습니다. 불균형한 호르몬이 끊임없이 음식을 먹어 치우고 있었던 것입니다. 끝없는 식탐을 중지하기 위해서는 신진대사의 문제를 해결해야만 했습니다. 그는 앳킨스 영양학을 시작해서 처음으로 목표 체중에 도달했고, 더 이상 설탕 가득한 음식을 먹지 않게 되었습니다.

인간은 본능적으로 단맛을 좋아합니다. 초기 인류에게 단맛은 안전함의 다른 이름이었지만, 맛볼 수 있는 기회는 매우 드물었습니다. 간

혹 꿀과 같은 음식을 통해서 만날 수 있었습니다. 단맛이 나는 음식은 독이 들어있는 경우가 드뭅니다. 그래서 인간은 더욱 단맛을 좋아합니다. 당$_{Sugar}$은 뇌의 쾌락 중추를 자극합니다. 이 자극은 쾌락을 유발하는 도파민 호르몬을 넘치게 하며, 우리에게 강렬한 행복감을 선물합니다. 이제 인류는 만나기 힘들었던 존재, '단맛'을 너무나 쉽게 만나고 있습니다. 최대의 공헌자는 바로 **'설탕'**입니다. 설탕을 통해 단맛을 마음껏 탐닉하고 있습니다. 식품업계는 인간의 미각을 너무나 잘 알고 있습니다. 그래서 설탕은 수천 가지의 음식과 음료 속에 숨겨져 있습니다. 과도한 설탕은 건강과 허리라인에 악영향을 미칩니다. 설탕과 정제 탄수화물을 많이 함유한 식단은 인체에 인슐린 생성을 급격하게 증가시킵니다. 과다한 인슐린은 신진대사 과정을 비정상화 시킵니다. 과도한 설탕은 신진대사의 독입니다.

많은 사람들이 균형 있는 식단을 먹고 있다고 착각합니다. 하지만 늘어나는 뱃살을 보면서, 자신에게 무언가 문제가 생겼다는 것을 깨닫게 됩니다. 얼마 지나지 않아 식단이 문제라는 사실을 알아채게 됩니다. 빵과 밀가루, 케이크와 사탕, 파스타와 팝콘 등 어느 순간 정제 탄수화물은 음식 영토의 대부분을 점령하고 있습니다. 식사를 한 뒤에 디저트 아이스크림과 조각 케익을 먹고 싶은 적이 있었나요? 그것은 신진대사가 비정상적이라는 이상 신호입니다. 단맛의 저주에 빠져 있다는 몸의 아우성입니다.

많은 사람들이 다이어트를 할 때, 칼로리 계산을 통해 몸무게를 감량하려고 합니다. 즉, 식단의 질質 대신 양量으로 말입니다. 그것은 전통적인 조언입니다. 칼로리 섭취를 제한함으로써 영구적으로 체중을 감량할 가능성은 거의 없습니다. 그럼에도 사람들은 비만과 당뇨병이라는 무시무시한 전염병에 '저지방 다이어트'로 맞서고 있습니다. 저지방 메시지의 무차별적인 폭격은 설탕 문제를 더욱 복잡하게 만들었습니다. 제조업자들은 식품에서 지방을 제거하기 시작했습니다. 하지만 음식에 지방이 없으면 맛이 없습니다. 제조업자들은 저지방 제품의 맛을 좋게 하기 위해 식품에 지방 대신 설탕을 더 많이 첨가하게 되었습니다. 이제 슈퍼마켓 진열대는 저지방 꼬리표가 달린 쿠키와 크래커, 아이스크림, 냉동 케익과 파이, 청량음료와 빵으로 가득 차 버렸습니다.

이러한 가공식품은 진짜 음식이 아닙니다. **가짜 음식**입니다. 수백만 년 동안 인류의 음식 목록에 이러한 이름들은 존재한 적이 없습니다. 가짜음식을 먹어야만 하는 사람은 아무도 없습니다. 앳킨스 영양학은 완전히 다른 방식을 제안합니다. 인류가 먹었던 정제되지 않은 음식을 드십시오. 인간답게 먹으면 됩니다. 소고기, 돼지고기, 생선, 양고기, 랍스터, 견과류와 베리류, 치즈, 달걀, 버터와 함께 다양한 채소들을 즐기십시오. 그러면 자연스럽게 모든 설탕, 밀가루 그리고 정제 가공식품을 멀리하게 됩니다.

앳킨스 영양학이
효과 있는 6가지 이유

첫째, 어떤 다이어트보다 더 많은 지방을 에너지로 사용합니다. 많은 임상에서 동일한 칼로리를 소비할 때, 앳킨스 영양학은 다른 프로그램보다 더 많은 지방을 감량하는 것으로 입증되었습니다. 체지방이 줄어든다는 것은 몸이 지방을 에너지로 사용한다는 증거입니다. 이 놀라운 사실은 이미 과학적으로 검증되었습니다.

둘째, 다이어트의 실패 원인은 주로 '배고픔'입니다. 다이어트를 지속하기 위해서는 맛있고, 즐겁고, 포만감이 있어야 합니다. 중요한 것은 정제 탄수화물을 버려야 한다는 사실입니다. 일단 정제 탄수화물의 유혹을 떨쳐버리고 나면 단맛에 대해 강한 욕구를 느끼지 못하게 됩니다. 대신에 다양한 고기와 생선, 샐러드, 버터와 크림, 향신료와 허브 등으로 대체하십시오. 어렵지 않습니다. 음식을 사랑하는 방법에 대해 배우게 됩니다.

셋째, 앳킨스 영양학은 체중 감량을 유지하는 가장 쉬운 방법입니다. 저칼로리·저지방 식이요법의 문제점은 체중 감량과 체중 유지 프로그램이 너무 다르다는 것입니다. 다이어트가 끝난 후에 과거의 식사방식으로 돌아가면, 체중은 놀라운 속도로 되돌아옵니다. 그 이유는 다음과 같습니다. 칼로리의 양을 제한할 때, 신진대사는 에너지를 절약하기 위해 칼로리를 느리게 태웁니다. 즉, 기초대사 속도가 떨어집니다. 다이어트를 끝내고 다시 열량이 높은 식단으로 돌아가도 몸은 여전히 칼로리를 천천히 연소하는 상태에 머뭅니다. 그래서 체중 감량을 지속하거나 유지하는 것은 매우 어려워집니다. 앳킨스 영양학은 다릅니다. 체중 감량 후 체중을 유지하는 것이 가장 큰 장점입니다. 체중은 왜 원상태로 돌아가지 않을까요? 그 해답은 체중 감량과 체중 유지 단계에서 섭취하는 칼로리의 양에 큰 차이가 없기 때문입니다.

넷째, 앳킨스 영양학은 먹는 즐거움을 포기하지 않습니다. 에너지가 높아지고 기분이 좋아집니다. 이러한 효과는 체중 감량에 확실히 영향을 주는 요인입니다. 왜냐하면 기분이 좋아졌던 경험을 하고 나면, 다시는 기분 나쁜 상태로 돌아가려는 사람은 없기 때문입니다. 성취감과 자존감을 향상시키면서 변화된 자신을 만나보십시오.

다섯째, 이 프로그램은 건강합니다. 탄수화물 제한 식단은 혈중 콜레스테롤과 중성지방 수치를 개선하고, 혈당과 혈압 수치를 낮추는 결과를 가져옵니다. 또한 모든 지표들은 심혈관 질환의 위험을 감소시킵니다. 대다수 다이어트는 체중 감량 기간 동안에 심리적 불쾌감이 동반됩니다. 피로, 짜증, 우울증, 집중력 장애, 두통, 불면증, 어지러움, 속쓰림 등 다양한 부작용을 보였습니다. 앳킨스 영양학은 이러한 부작용에 대한 특별한 처방입니다.

여섯째, 점점 더 많은 과학적 증거들이 쌓이고 있습니다. 앳킨스 영양학은 비만을 조절하고 질병의 위험요소들을 제거하는 효과가 있습니다. 만성질환의 가장 큰 원인은 과도한 인슐린 수치에서 비롯합니다. 인슐린 호르몬은 몸이 지방을 축적하는 메커니즘을 지배하고 있습니다. 지나치게 높은 인슐린 상태를 **고인슐린혈증**hyperinsulinism이라고 부릅니다. 높은 인슐린은 당뇨병, 동맥경화증, 고혈압을 유발하며, 심지어 암의 발병과도 깊은 관련이 있습니다.

자주 묻는 질문

질문 앳킨스 영양학은 저칼로리 식단인가요?

답변 아닙니다. 앳킨스 영양학은 칼로리를 따지지 않습니다. 마음껏 드십시오. 덜 배고프며, 음식에 덜 집착하게 됩니다. 자연스럽게 칼로리도 덜 섭취하게 됩니다. 그 이유는 다음과 같습니다. 첫째, 안정적인 혈당은 음식 갈망과 거짓 배고픔을 사라지게 해줍니다. 둘째, 영양 밀도가 높은 음식을 섭취하면 몸은 만족하고 음식을 덜 필요로 합니다. 고기, 생선, 치즈, 견과류, 계란, 저녹말 채소 및 과일은 영양가가 높습니다.

앳킨스 박사의 요점 정리

- 섭취 칼로리를 줄이는 것이 체중을 감량하는 유일한 방법은 아닙니다.
- 탄수화물을 충분히 제한하면 몸은 포도당을 태우는 시스템에서 지방을 태우는 시스템으로 전환됩니다.
- 몸은 지방 대사 시스템이 되었을 때 더 많은 칼로리와 지방을 소모합니다.
- 동일한 칼로리를 섭취했을 때, 앳킨스 영양학은 다른 다이어트 프로그램보다 더 많은 지방을 감량하는 것으로 증명되었습니다.
- 미국의 식단에서 탄수화물 섭취가 비약적으로 증가하였습니다. 더불어 비만, 당뇨병, 심장병과 같은 생활습관 질병의 발생도 폭발적으로 늘어났습니다.
- 주방과 냉장고에서 설탕과 관련된 제품을 모두 없애십시오.
- 마트에서 가야할 곳은 고기, 생선, 과일과 채소를 파는 코너입니다. 다른 곳은 모두 무시하십시오.
- 토스트, 머핀, 베이글, 시리얼과 같은 고탄수화물로 식사를 하지 마십시오.

3장
인류, 본래의 식단은 무엇인가

인류의
가장 자연스러운 식단은
단백질과 지방입니다.
탄수화물은
드물게 먹었던 영양소입니다.
21세기 인간의 몸은
원시 인류의 DNA와 다르지 않습니다.
아직 과도한 탄수화물에 익숙하지 않습니다.

체중 감량은
인생의 변곡점이 됩니다

트레이시 로렌스Traci Laurens는 40대 중반의 레스토랑 매니저이자, 두 아이의 엄마입니다. 그녀는 항상 자신을 '덩치 큰 소녀'라고 생각했습니다. 수많은 다이어트를 시도했지만 체중은 86~104kg에서 방황했습니다. 그녀의 키는 162cm입니다. 하루도 쉬지 않고 동네를 걸었지만 체중은 미동도 하지 않았습니다. 그녀는 과거를 이렇게 회상합니다.

"거울 보는 것을 싫어했어요. 매일 탄수화물을 갈망했지요. 탄수화물의 늪에서 벗어날 수 없었어요. 어린 시절부터 과자와 사탕을 즐겨 먹었어요. 다르게 먹는 방법을 몰랐지요. 뚱뚱한 게 정말 싫었어요. 그런데 약혼자 잭Jack을 만났습니다. 삶의 변화가 필요하다는 것을 느꼈어요. 그때 친구가 앳킨스 영양학을 권유했습니다. 저는 첫 주에 탄수화물 중독을 극복했고, 그다음부터는 다이어트가 쉬워졌습니다."

그녀는 약혼자 잭과 함께 로맨틱한 유람선 여행을 떠났습니다. 체중이 줄어서 새 옷을 사야만 했습니다. 그녀는 활기를 찾았고, 걷기를 하루에 한 시간 반으로 늘렸습니다. 머리는 맑아지고, 에너지가 살아났습니다. 그녀는 매일 30그램의 탄수화물을 섭취하고 있습니다.

"마늘, 버섯, 고추와 호박, 버터와 함께 소고기를 볶아서 먹는 것을 좋아해요. 아침에는 스크램블 에그와 베이컨을 즐겨 먹고요. 더 이상 몸이 붓지도 않고 피곤하지 않아요. 저녁 10시 30분에 잠자리에 들고, 아침 5시 30분에 일어납니다. 오랜만에 만난 사람들은 이구동성으로 말해요. '무슨 일이 있었어요?' 이제 다이어트가 인생의 변곡점이 될 수 있다는 것을 알았습니다. 앞으로도 앳킨스 영양학을 계속할 계획입니다. 저는 체중 감량의 비밀을 알게 되었거든요!"

원시 인류와
우리는 다르지 않습니다

우리는 불평등의 비밀을 찾으려고 합니다. 주위에는 많이 먹고, 운동을 적게 하고, 그럼에도 살이 찌지 않는 사람들이 있습니다. 그들의 몸은 우리의 몸보다 기초 대사가 좋습니다. 불공평하지만 그것은 사실입니다. 먼저 불공평한 현실을 인정해야 합니다. 중요한 사실은 **'얼마만큼 먹는가가 아니라, 무엇을 먹는가의 문제'**입니다. 좀 복잡한 문제에 대해 말씀드리겠습니다. 하지만 찬찬히 읽어야 한다고 생각합니다. 왜냐하면 뱃살에 대한 해결책이 바로 호르몬에 있기 때문입니다.

인슐린insulin호르몬에 대해 말씀드리겠습니다. 인슐린 호르몬은 매우 유능한 일꾼입니다. 당신이 지금 식탁에 앉아서 코스요리를 먹고 있다고 가정하겠습니다. 먼저 음식물을 씹어서 삼키면, 소장의 표면에서 영양소를 흡수합니다. 췌장은 혈액 속 당을 제거하기 위해 인슐린을 방출합니다. 인슐린은 세포로 혈당을 운반합니다. 인슐린은 혈액 속 포도당을 세포로 운반하는 택배기사입니다. 인슐린은 랑게르한스섬Langerhans islets이라고 불리는 췌장의 기관에서 생산됩니다. 세포에 에너지가 충분히 전달되면, 간은 과도한 포도당을 글리코겐glycogen으로 전환하고, 간과 근육에 저장합니다. 모든 글리코겐 저장고가 가득 채워지면, 신체는 남겨진 포도당을 제거해야 합니다.

여기서 중요한 전환이 이루어집니다. 간은 남아 있는 포도당을 지방으로 전환시키고, 배, 허벅지, 엉덩이에 지방 저장탱크를 만듭니다. 그래서 인슐린을 **지방 생성 호르몬**the fat-producing hormone이라고 부릅니다. 지방은 포도당보다 훨씬 더 효율적으로 에너지를 저장할 수 있습니다. 지방 저장탱크의 용량은 포도당과 비교가 되지 않을 만큼 큽니다. 저장탱크가 수용할 수 있는 임계점을 넘어설 때, 비로소 비만이 초래됩니다.

중요한 질문을 던져 보겠습니다. 우리 몸에서 혈당을 낮추는 호르몬은 무엇입니까? 인슐린 호르몬입니다. 반면에 혈당을 높이는 호르몬은 글루카곤glucagon, 코르티솔cortisol, 에피네프린epinephrine, 카테콜라민catecholamine 호르몬 등 많습니다. 혈당을 높이는 호르몬이 많은 이유는 무엇일까요? 저혈당 상태는 즉각적으로 생명에 위협이 되기 때문입니다. 저혈당 상태는 응급상황이기에, 우리 몸은 이를 방지하기 위한 안전장치, 즉 혈당을 올리는 호르몬이 다양하게 존재하는 것입니다. 반면에 혈당을 낮추는 호르몬은 인슐린 호르몬이 유일합니다. 왜, 그럴까요? 혈당을 낮추는 호르몬은 왜 한 가지 밖에 없을까요? 이 질문은 매우 중요합니다.

질문의 해답을 초기 원시 인류에게서 찾아보겠습니다. 인류의 조상은 대략 400만 년 전에 출현했다고 합니다. 인류는 생존을 위해 오랜 시간 채집과 수렵에 의존했습니다. 인간이 곡물을 주된 식량으로 삼게 된 것은 1만 년 내외입니다. 이 시기를 **신석기 시대**the Neolithic Age라고 부릅니다. 비로소 인류는 한 곳에 정착해서 곡물을 재배하기 시작했습니다. 곡물은 안정적인 식량 공급을 가능하게 했으며, 결정적으로 보관이 용이했습니다. 진화학자들은 이를 **농업 혁명**Agricultural Revolution이라고 명명했습니다. 인류에게 혁명적 변화의 시기입니다.

이 변화를 살펴보면, 우리는 진실 하나를 대면할 수 있습니다. 그것은 무엇일까요? 인류는 399만 년 동안 곡물을 주된 식량으로 먹지 않았다는 사실입니다. 인류는 사냥과 채집을 통해서 단백질과 지방을 주로 먹었던 것입니다. 탄수화물은 드물게 먹을 수 있었던 영양소였습니다. 이 부분은 중요한 포인트입니다. 단백질과 지방은 혈당을 거의 올리지 않는 영양소입니다. 수백만 년 동안 인류는 높은 혈당을 거의 경험하지 못했습니다. 그래서 혈당을 낮추는 호르몬이 많이 필요 없게 된 것입니다. 혈당을 낮추는 호르몬이 유일하게 인슐린 호르몬만 있다는 것이 이것을 반증하고 있습니다. 그래서 인류의 가장 자연스러운 식단은 바로 단백질과 지방입니다. 우리의 몸은 과도한 탄수화물에 익숙하지 않습니다. 그래서 탄수화물 식단은 우리 몸을 곤경에 빠뜨리곤 합니다. 21세기 인간의 몸도 원시 인류의 DNA와 다르지 않습니다.

자주 묻는 질문

질문 과도한 칼로리가 체중 증가를 초래하지 않나요?

답변 살이 찌는 것은 소비하는 열량보다 더 많은 칼로리를 섭취한 결과입니다. 과도한 칼로리는 체중을 증가시킵니다. 하지만 체중을 감량하는 유일한 방법이 칼로리 섭취를 엄격하게 조절해야 한다는 전제는 버려야 합니다. 아직도 많은 사람들이 칼로리를 얼마나 섭취하고 소비하느냐가 중요하다고 생각합니다. 칼로리를 정확히 계산하는 것은 단순한 문제가 아닙니다.

탄수화물을 제한하면 대사적 이점을 얻을 수 있습니다. 포도당을 태우는 에너지 대사에서 지방을 태우는 대사로 변화시킬 수 있습니다. 하루 2,000칼로리를 섭취해도 몸무게와 허리둘레가 줄어들 수 있습니다. 반대로 저지방 식단으로 2,000칼로리를 섭취한다면, 도리어 살이 찔 수 있습니다. 탄수화물 제한 식단은 지방을 태우기 때문에 에너지와 칼로리를 더 많이 소모합니다.

4장
비만은 당신 잘못이 아닙니다

비만의 원인은
의지력이 약하기 때문일까요?
체중 감량은
더 이상 의지력의 문제가 아닙니다.
음식 강박을 일으키는 범인은
호르몬 불균형이 일으키는 장애입니다.
그 장애의 핵심에 '인슐린 호르몬'이 있습니다.

탄수화물
중독에서 벗어나세요

레베카 체이슨Rebecca Chasen은 빵과 디저트 만드는 것을 좋아했습니다. 당연히 먹는 것도 즐겼습니다. 그녀의 나이는 32세이며, 181cm, 120kg였습니다. 어느 날 그녀는 옷장 속 낡은 청바지를 꺼내 입어봤습니다. 하지만 옷의 단추는 그녀의 영혼을 거부했습니다. 단추를 잠글 수 없었고, 파도와 같은 좌절감이 밀려왔습니다. 그녀는 지난 10년 동안 수많은 다이어트를 시도했습니다. 처음에는 모두 효과가 있었지만, 어느 순간 과거의 자신으로 돌아가 버렸습니다. 이제는 완전히 다른 변화가 필요했습니다.

"저는 **탄수화물 중독자**carbohydrate junkie였습니다. 처음에는 앳킨스 영양학에 적응하는 것이 어려웠어요. 처음 4일 동안은 정말 간절히 빵을 원했어요. 하지만 갈망을 참았고, 2주 후에 8kg을 감량했습니다. 이제 좌절감을 안겨줬던 청바지를 다시 입을 수 있게 되었어요"

탄수화물에 대한 갈망이 잦아들수록 그녀의 몸무게는 계속 빠졌습니다. 저지방 환상에 빠진 친구는 그녀에게 아침 식사로 베이컨과 달걀을 먹는 것은 위험한 선택이라고 경고했습니다. 주위의 걱정스러운 시선은 계속되었습니다. 그래서 그녀는 앳킨스 시작 4개월 차에 의사에게 진료를 받기로 결심했습니다. 의사는 혈액검사 결과를 보면서 말했습니다.

"레베카. 아주 건강합니다. 당신이 하고 있는 식단을 계속하세요."

이제 앳킨스 영양학을 시작한 지 1년이 지났습니다. 그녀는 규칙적으로 산책을 하고 자전거를 탑니다. 과거보다 훨씬 활력 있는 자신을 만나고 있습니다. 몸이 가벼워지고 에너지를 느끼고 있습니다. 그녀는 현재까지 39kg를 감량했습니다. 요즘은 친구들을 위해 새로운 요리를 준비하고 있습니다.

"이제 몸매가 드러나는 옷을 입어도 주눅 들지 않아요. 그렇다고 타이트한 옷을 고집하지는 않습니다. 그냥 평범한 옷을 산답니다. 과거와 달리 몸매에 집착하지 않게 되었어요. 성인이 되어서도 이렇게 작은 옷을 살 수 있다는 것이 기쁠 뿐입니다."

많은 사람들이 체중 감량을 위해 저지방과 저칼로리 식단을 시도합니다. 하지만 이러한 모습은 어색한 옷과 같습니다. 왜냐하면 다이어트가 예상대로 진행되지 않기 때문입니다. 자주 배가 고프고, 에너지가 부족하며, 체중은 줄어들지 않습니다. 결국 목표는 달성되지 못하고, 요요의 깃발만 외롭게 펄럭일 것입니다. 하지만 좋은 소식이 있습니다. 어떤 소식일까요? 제가 도울 수 있다는 사실입니다. 체중 감량 프로그램에서 무엇을 얻고 싶은가요? 혹시 다음과 같은 것을 얻고 싶은가요?

· 하루 종일 배고픔에서 해방되고 싶습니까?

· 배부르게 먹고 싶습니까?

· 칼로리를 계산하고 싶지 않으세요?

· 중독성 있는 음식을 없애고 싶은가요?

· 비만으로 인한 질병을 예방하고 싶은가요?

· 에너지를 느끼고 싶으세요?

· 더 매력적이고 싶으세요?

· 더 젊어지고 싶으세요?

위 질문 중에 하나라도 YES라고 대답했다면, 지금 앳킨스 영양학을 시작하십시오!

호르몬, 음식 강박의 범인

많은 환자들이 이렇게 하소연합니다. "저는 음식의 노예가 되어버렸습니다. 저를 어떻게 도와줄 수 있죠?" 탄수화물 중독자들은 냉장고를 그냥 지나치지 못합니다. 괜찮습니다. 음식 강박은 자신의 잘못이 아니며, 인격장애는 더더욱 아닙니다. 제가 말하는 방식으로 먹는다면 음식은 여전히 맛있을 것입니다. 음식에 대한 강박관념도 사라질 것입니다. 음식 강박은 실체없는 두려움이며 범인은 **고인슐린혈중**hyperinsulinism입니다. **호르몬이 일으키는 장애**입니다. 단지 건강하지 않은 방식으로 음식을 먹었기 때문에 호르몬 장애가 발생한 것입니다. 호르몬 장애의 핵심에 **인슐린 호르몬**이 있습니다.

인슐린 호르몬에 대해 좀 더 알아보도록 하겠습니다. 과도한 탄수화물 섭취는 높은 혈당을 초래하며, 인슐린 호르몬 생성을 과하게 자극합니다. 이런 현상이 반복되면, 인슐린은 혈당을 떨어뜨리며 몸의 에너지는 감소합니다. 결국 혈당 수치가 불안정해집니다. 피로, 몽롱함, 떨림, 두통이 발생합니다. 포도당 조절 메커니즘이 파괴되면 불안정한 혈당 상태가 지속됩니다. 몸은 혈당 수치를 정상화하기 위해 엄청난 양의 인슐린을 방출하게 됩니다.

음식의 종류와 인슐린과의 관계를 알게 되면 어떻게 이런 일이 일어나는지 쉽게 알 수 있습니다. 특히 설탕, 밀가루, 백미, 감자와 같은 탄수화물은 소화기관을 통해 쉽게 흡수되기 때문에 빠르게 포도당으로 전환됩니다. 이 음식들을 과도하게 먹으면 포도당 처리를 위해 많은 인슐린이 필요합니다. 그런데 체중이 늘어나면 인슐린의 효과는 떨어집니다. 세포는 인슐린의 작용에 둔감해지고 더 이상 효과적으로 포도당을 운반할 수 없습니다. 세포가 인슐린에 내성을 갖게 됩니다. 이를 **인슐린 저항성**insulin resistance이라고 합니다. 이런 상태가 지속되면 고인슐린혈증이 됩니다. 고인슐린혈증은 몸에 너무 많은 인슐린이 생산되어 생기는 질환입니다.

수많은 연구들은 비만인들 사이에서 인슐린 저항성이 더욱 만연하고 있음을 보여주고 있습니다. 물론 날씬한 사람들도 인슐린 저항성이 있을 수 있습니다. 인슐린 저항성은 세포의 표면에 있는 인슐린 수용체가 막혀서 세포에 포도당 공급을 막습니다. 세포는 에너지 기아 상태가 되어버립니다. 과체중인 사람들이 피곤함을 많이 느끼는 중요한 이유입니다. 포도당을 세포 안으로 넣지 못하면, 간에서 더 많은 포도당이 지방으로 전환되고 저장됩니다. 이것이 **지방간**fatty liver입니다.

과체중인 사람들은 대부분 지방간을 가지고 있습니다. 즉, 신체의 호르몬 시스템이 곤경에 처하게 됩니다. 정상 혈당 수치를 유지하기 위해 인슐린이 더 자주 분비되지만 그 효과는 더욱더 떨어지게 됩니다. 몸은 낮아진 혈당을 높이기 위해 다시 탄수화물을 갈망하게 됩니다. 끝없는 악순환의 고리가 계속되는 것입니다. 비만은 인슐린 저항성을 증가시킵니다. 인슐린 시스템이 망가진 상태를 우리는 **당뇨병**이라고 부릅니다. 이러한 대사과정을 이해한다면 몸을 정상화하는 방법도 보입니다. 체중을 감량하고 탄수화물 섭취를 조절한다면 혈당 질환의 위험을 급격히 줄일 수 있습니다. 당뇨병에 대한 가족력이 있다고 해도 당뇨병의 발병을 늦추거나 완전히 피할 수 있습니다.

비만은
의지력의 문제가 아닙니다

의학계는 인슐린 저항성과 질병 사이의 상관관계를 계속해서 주시해왔습니다. 의학 저널들은 비만과 심장병, 뇌졸중의 강력한 연관성에 대한 연구들을 발표해 왔습니다. 세계적인 연구들이 쏟아지고 있습니다. 발카우B.Balkau박사는 20년 동안 수천 명의 환자에게서 높은 혈당 수치와 사망률 사이의 연관성을 발견했습니다. 높은 혈당 수치와 인슐린 저항성은 심혈관계 사망 위험과 높은 상관관계를 보여 주고 있습니다.

보갈루사 심장연구The Bogalusa Heart Study는 4천 명의 어린이와 젊은이들을 대상으로 진행했습니다. 이 연구를 통해 알게 된 사실은 어린 시절에도 높은 인슐린 수치는 중성지방 수치와 LDL나쁜 콜레스테롤 수치를 높인다는 것입니다. 이러한 연관성은 과체중 환자에게 더 두드러졌습니다. 높은 인슐린 수치는 우리 몸을 짓밟는 침략자이며, 몸을 망가뜨린다는 사실을 잊지 마십시오.

높은 인슐린 수치는 다음과 같은 문제를 일으킵니다.

· 혈액 속에 염분 함량을 증가시켜서 고혈압을 유발합니다.

· 혈관 내에 죽상경화혈전를 일으킬 수 있으며, 심장질환을 유발할 수 있습니다.

· 중성지방 수치를 높이며 HDL좋은 콜레스테롤 수치를 낮춥니다.

· 유방암과 다낭성 난소증후군의 위험이 증가합니다.

많은 의사들이 환자들에게 말하곤 합니다. "체중 감량을 위해 당신의 의지력이 좀 더 강했으면 좋겠습니다." 이런 조언에 대해 어떻게 생각하나요? 이러한 조언은 체중 감량을 개인의 의지에 모든 책임을 돌리고 있습니다. 과체중과 비만의 원인은 의지력이 약하기 때문일까요? 아닙니다. 체중 감량은 더 이상 의지력의 문제가 아닙니다. 바로 '**호르몬 불균형의 문제**'입니다. 정제 탄수화물의 과다섭취는 췌장이 인슐린 분비를 제대로 제어하지 못하게 만듭니다. 무너진 인슐린 호르몬의 균형을 찾아야 합니다. 그 해답이 **탄수화물 제한**입니다. 체중 감량의 해답은 탄수화물을 제한해서 지방을 태우는 시스템을 만드는 것입니다. 그리고 규칙적인 운동과 영양 보충이 필요합니다. 인슐린 호르몬의 밸브를 조절하십시오!

자주 묻는 질문

질문 지방을 먹지 않고 인슐린과 혈당을 관리할 수 있나요?

답변 아닙니다. 지방을 제거하면 남는 건 단백질과 탄수화물입니다. 두 영양소 모두 혈당 반응을 일으킵니다. 지방은 혈당에 영향을 미치지 않는 유일한 영양소 입니다. 건강한 지방은 몸에 좋습니다!

앳킨스 박사의 요점 정리

- 인슐린은 포도당을 세포의 에너지로 전환할 수 있는 유일한 호르몬 입니다.
- 과도한 포도당은 지방으로 전환되어 몸 전체에 차곡차곡 저장됩니다.
- 과도한 탄수화물 섭취는 체내에 인슐린의 과잉 공급을 초래합니다.
- 혈당과 인슐린의 과잉 생산은 고인슐린혈증을 유발하며, 당뇨병이라 는 악당을 초대합니다.
- 고인슐린혈증은 체중 감량을 방해하는 원인입니다.
- 높은 혈중 중성지방 수치는 심장병과 뇌졸중의 위험 요소입니다.
- 탄수화물 섭취를 줄이면, 중성지방과 인슐린 수치가 낮아집니다.
- 앳킨스 영양학은 체중 감량을 쉽게 만들며, 혈당과 인슐린 수치를 안 정시킵니다.
- 경구용 당뇨약이나 인슐린을 복용하고 있다면, 앳킨스 영양학을 시작 하기 전에 의사와 상의하십시오. 혈당 수치가 낮아지면, 약물 복용량 을 조절하고 모니터링 해야 하기 때문입니다.

5장
하이브리드 인간 – 포도당과 케톤

초기 인류는
기나긴 빙하기를 어떻게 견뎌냈을까요?
어디서 에너지를 얻었을까요?
바로 '지방'입니다.
인간은 하이브리드 자동차와 비슷합니다.
포도당과 케톤,
2가지 에너지를 사용합니다.
이것은 인체의 신비입니다.

지방 분해가
체중 감량의 열쇠입니다

　과체중이 되면 신진대사가 미로에 빠지게 됩니다. 이 미로는 높은 인슐린 수치에 의해 만들어진 몸의 시스템 장애입니다. 자신이 미로의 함정에 빠져 있는 것을 알아차리지 못할 수도 있습니다. 저는 수천 명의 환자들을 통해 신진대사 문제로 인한 비만의 굴레가 얼마나 견고한지 잘 알고 있습니다. 다행히 미로를 헤쳐 나올 열쇠가 있습니다. 바로 **지방 분해**lipolysis입니다. 이 열쇠는 몸의 시스템 장애를 치료하고, 희망을 선물합니다. 지방 분해는 살을 빼고 싶어하는 사람에게 하나의 진리입니다.

　지방을 태우는 것에 회의적인 사람들은 이렇게 말하곤 합니다. "앳킨스 영양학으로 살을 좀 뺄 수 있지만, 얼마 후 다시 살이 찌지 않을까요? 앳킨스 박사님!" 저를 시험에 들게 하는 질문입니다. 하지만 저는 조금도 망설이지 않고 답변합니다. "걱정하지 마십시오! 앳킨스 영양학 4단계 프로그램을 충실히 따른다면, 지속적인 체중 감량과 유지가 가능합니다!"

　이제부터 지방 분해의 비결을 알려드리겠습니다. 지방을 태우면 글리세롤과 지방산으로 분해됩니다. 여기에 중요한 개념이 있습니다. 바로 **케토시스**ketosis입니다. 케토시스는 탄수화물을 적게 섭취할 때 발생합니다. 체내에 충분한 포도당이 없을 경우, 몸은 자동적으로 지방을 분해해서 대체에너지인 케톤을 생성합니다. 즉, 케톤이 생성되는 과정을 **케토시스**라고 부릅니다. 탄수화물 제한 요법은 오래 전부터 제안되어 왔습니다. 하지만 대부분의 경우 케토시스 수준으로 탄수화물 섭취를 낮추지 않았습니다. 비만인 사람들은 이미 심각하게 신진대사가 망가져 있습니다.

그래서 앳킨스 영양학은 **하루 탄수화물 20그램 제한**으로 시작합니다. 이후 단계별로 자신의 상태에 따라 탄수화물 음식의 양과 종류를 점차 조절할 수 있습니다. 목표 체중을 달성하게 되면 체중 유지를 위한 자신만의 **탄수화물 임계점**을 발견하게 될 것입니다. 앳킨스 영양학은 간단하며 효과적입니다. 너무 과대 평가하고 있다고요? 사실을 있는 그대로 말씀드리는 것뿐입니다. 지방 분해는 봄날의 햇살처럼 눈부신 선물이 될 것입니다.

인간의 에너지는 2가지입니다

많은 사람들이 몸의 연료는 **포도당**glucose이라고 생각합니다. 이 생각은 절반만 진실입니다. 나머지 절반의 연료는 바로 **케톤**ketones 입니다. 케톤은 지방 분해가 일어날 때 생성되며, 세포에 활력을 공급합니다. 또한 뇌를 비롯해서 중요한 장기들에 공급되는 에너지입니다. 특히 케톤은 포도당에 비해 활성산소가 적게 발생하는 청정 연료입니다. 이 두 가지 연료는 에너지 대사를 위해 몸이 선택한 균형입니다. 호흡과 소변으로 케톤이 방출되는 상태라면, 체지방을 태우고 있다는 대사적 증거입니다.

다시 한번 강조합니다. 케토시스는 체중 감량의 가장 효율적인 방법입니다. 케톤을 더 많이 방출할수록 더 많은 지방이 분해됩니다. 지방 분해는 체중 감량의 과학적인 방법이며, 케톤은 포도당을 대신할 수 있는 대체연료입니다. 케토시스는 날씬함과 건강함, 두 마리 토끼를 모두 선물합니다. 또한 당뇨병, 심장병, 뇌졸중의 위험으로부터 보호하는 안전장치 역할을 합니다. 케톤이 건강한 대체연료라는 것은 논쟁의 여지가 없습니다.

우리의 목표는 무엇보다 **지방을 태우는 것**입니다. 정상적으로 작동하는 신체에서는 몸의 원료로 지방이 케톤으로 쉽게 전환됩니다. 하지만 과체중인 사람들은 인슐린 수치가 높아서 케톤 전환이 쉽지 않습니다. 비만한 사람들은 일상적으로 과다한 인슐린이 분비되기 때문에 지방을 분해하는 것이 어렵습니다. 방법은 무엇일까요? 바로 탄수화물을 제한해야 합니다. 그래야 포도당 대사에서 케톤 대사로 전환될 수 있습니다. 이 전환을 통해서 비정상적인 인슐린 시스템도 정상화할 수 있습니다.

잠시 생각해보세요. 왜 우리 몸은 두 가지의 연료시스템이 존재할까요? 그 해답의 힌트는 역시 원시 인류에 있습니다. 수렵과 채집에 의존했던 원시 인류는 항상 식량 부족에 시달렸습니다. 배고픔이 일상이었죠. 그래서 인류는 몸의 식량창고가 부족할 때를 대비할 필요가 있었습니다. 우리의 몸은 매우 효율적인 저장 시스템을 고안해 냈습니다. 그것이 바로 **지방**fat입니다. 혹시 곰과 같이 겨울잠을 자는 동물들이 어떻게 생명을 유지하는지 궁금한 적이 있었나요? 곰은 6개월 이상 겨울잠을 잡니다. 땅 속에서 6개월 이상 생존할 수 있는 것은 지방의 활용 때문에 가능합니다. 원시 인류는 오랜 빙하기를 거쳐 생존해 왔습니다. 원시 인류는 기나긴 겨울을 어떻게 견뎌냈을까요? 인간은 지방 분해를 통해 이겨낼 수 있었던 것입니다. 인간은 포도당과 케톤을 함께 사용할 수 있습니다. 두 가지 에너지를 사용하는 **하이브리드 시스템**, 이것은 **인체의 신비**입니다.

배고픔과 결별하십시오

저는 젊은 의사시절에 늘어나는 뱃살 때문에 고민이 많았습니다. 앳킨스 영양학의 매력 중 하나는 지방 분해와 케톤 생성으로 인해 **식욕이 억제된다**는 것입니다. 이 사실은 저를 매료시켰습니다. 제 자신이 오랫동안 배고픔을 견딜 수 없다는 것을 너무나 잘 알고 있었기 때문입니다. 저는 식욕이 넘쳐났고 반면에 의지력은 너무 약했습니다. 앳킨스 영양학을 시작하고 48시간이 지나면 케토시스 상태가 됩니다. 이때부터 몸은 배고픔을 억누르고 식욕이 떨어집니다. 이는 **단식**fasting의 대사과정과 매우 유사합니다. 단식은 글리코겐저장 포도당을 먼저 소모하고, 3일차부터 케토시스 상태에 진입합니다. 지방을 태우는 시스템으로 전환되는 것입니다.

물론 탄수화물 제한 요법과 단식은 상당한 차이가 있습니다. 장기간 단식은 위험할 수 있으며, 대사적으로 심각한 단점이 있습니다. 단식 기간 동안 신체는 에너지를 얻기 위해 지방을 태울 뿐만 아니라, 단백질도 동시에 태웁니다. 이것은 신체가 에너지를 얻기 위해 근육의 일부를 태워버리는 것을 의미합니다. 이것은 바람직하지 않습니다. 탄수화물 제한 식단은 케토시스 상태를 만들며, 지방조직만 분해합니다. 그래서 과체중인 사람들도 지방만 분해할 수 있습니다. 어떠한 부작용도 겪지 않을 것을 자신 있게 말씀드립니다.

또다른 앳킨스 영양학의 장점은 저칼로리 다이어트의 고통을 넘어선다는 것입니다. 저는 하루에 700~800칼로리만 섭취했음에도 살이 빠지지 않는 여성들을 치료해 왔습니다. 이는 보통 여성의 정상적인 칼로리 섭취량의 절반에도 미치지 못합니다. 대표적인 저칼로리, 즉 굶는 다이어트입니다. 하지만 앳킨스 영양학을 시작했을 때, 그녀들은 이전보다 훨씬 더 많은 음식을 섭취했음에도 몸무게는 감량되었습니다. 제가 더 많은 칼로리를 섭취함에도 더 많은 살을 뺄 수 있다고 주장했을 때 다이어트의 신성한 불가침을 어기는 것 같았습니다. 칼로리가 높을 경우 살이 빠지지 않는다는 명제를 부정하는 사람은 누구든 이단으로 취급되었기 때문입니다. 지금까지 칼로리를 계산해왔다면 앞으로는 계산을 포기해도 좋습니다. 앳킨스 영양학은 저지방 식단보다 더 많은 지방을 분해하고 체중을 감량합니다.

자주 묻는 질문

질문 지방 분해케토시스과정은 안전한가요?

답변 네. 케토시스 과정은 신체의 정상적인 그리고 자연적인 현상입니다. 케토시스는 자주 당뇨병성 케톤산증diabetic ketoacidosis과 혼동됩니다. 하지만 그것은 분명히 다릅니다. 당뇨병성 케톤산증은 인슐린이 결핍된 환자의 혈당 수치가 통제 불능 상태에서 발생합니다. 알코올 중독자와 극심한 기아 상태에 있는 사람들에게 발생할 수 있습니다. 케토시스와 케톤산증은 비슷하게 보이지만, 사실상 극과 극입니다. 대다수의 사람들에게 칼로리 제한이 없는 케토시스는 건강에 아무런 위험이 없습니다.

앳킨스 박사의 요점 정리

- 지방을 태우면 케톤이라는 에너지가 생성됩니다. 이러한 상태를 케토시스ketosis라고 부릅니다.
- 앳킨스 영양학 1단계는 탄수화물 섭취를 하루 20그램으로 제한함으로써 케토시스를 상태를 만듭니다. 케톤 수치는 시간이 지나면서 점진적으로 증가합니다.
- 앳킨스 영양학의 케토시스는 단식의 대사과정과 비슷합니다. 하지만 앳킨스 영양학은 근육 손실이 없고 배고픔도 없는, 먹는 단식입니다.

6장
진정한 배심원이 되어주세요

저탄수화물 식단은
저지방 식단보다 더 많은 체중을 감량하며
더 많은 지방을 태웁니다.
그럼에도 앳킨스 영양학은
지금까지도 여전히 논란이 되고 있습니다.
판결의 역할을
당신에게 맡기고 싶습니다.

변화의 주인공은
당신입니다

해리 크론버그Harry Kronberg는 목재 하치장의 매니저입니다. 마흔이 안되는 나이에 심장 부정맥과 심각한 체중 문제로 저를 찾아왔습니다. 그는 어린 시절부터 통통했었고, 체중 증가를 통제할 수 없는 상태였습니다. 저지방 다이어트 센터에 갔었고, 111kg에서 83kg로 무려 28kg을 감량했습니다. 하지만 얼마 지나지 않아 16kg이 다시 늘어났습니다. 3년 동안 녹말 중심의 저지방 식단으로 매일 2,000칼로리를 먹었는데 결국 30kg이 더 늘어나 버렸습니다. 이제 170cm, 129kg로 자포자기 상태가 되었습니다.

그는 우연한 기회에 앳킨스 영양학을 시작했습니다. 고기, 생선, 달걀을 자유롭게 먹으면서 탄수화물 섭취를 제한했습니다. 원하는 만큼 먹었지만 총 칼로리는 과거에 먹었던 양과 비슷했습니다. 3개월 만에 23kg를 감량했습니다. 그리고 매주 1.3kg를 감량하고 있습니다. 총 콜레스테롤 수치는 207에서 134로 떨어졌고, 중성지방 수치는 134에서 31로 떨어졌습니다. 놀라운 사실은 죽음의 공포를 안겨줬던 심장 부정맥이 사라진 것입니다. 이러한 변화에 가장 놀란 사람은 누구였을까요? 바로 '자신'이었습니다.

지금까지 시도했던 어떤 다이어트보다 더 많은 체중과 지방을 감량할 준비가 되었나요? 앳킨스 영양학은 저지방 다이어트보다 더 많은 체중을 감량하게 합니다. 하지만 탄수화물 제한 영양학은 지금까지도 여전히 논란이 되고 있습니다. 저는 판결의 역할을 독자들께 맡기고 싶습니다. 앳킨스 영양학은 기존의 다이어트보다 신진대사의 이점이 많습니다. 제가 수십 년 동안의 실제 임상을 통해 직접 확인했습니다. 그래서 자신 있습니다. 이번 장을 읽고 나면 충분히 이해할 수 있을 것입니다.

저지방 vs 저탄수화물 비교 연구

먼저 두 명의 뛰어난 영국 연구자들에게 빚을 지고 있음을 밝힙니다. 그 주인공은 런던 미들섹스 병원London's prestigious Middlesex Hospital의 앨런 케크윅Alan Kekwick교수와 개스톤 파완Gaston L.S.Pawan 박사입니다. 그들의 연구는 저탄수화물·고지방 식단이 전통적인 저지방 식단보다 신진대사의 이점이 높다는 혁신적인 개념을 제공했습니다. 두 연구자는 식단에서 지방, 단백질, 탄수화물 비율에 따라 체중 감소 비율이 다르다는 결과에 충격을 받았습니다.

비만 연구에서 하루 총 1,000칼로리, 단백질 90%로 구성된 식단을 진행한 사람들이 성공적으로 체중을 감량한 사실을 발견했습니다. 이후 동일한 피험자에게 동일한 칼로리로 탄수화물 90%로 구성된 식단을 제공했습니다. 하지만 몸무게는 전혀 줄지 않았습니다. 실은 체중이 조금 더 늘어났습니다. 그들의 연구는 계속되었습니다. 추가 연구결과에서 저탄수화물 1,000칼로리 식단은 체중 감량 효과가 있는 반면, 고탄수화물 1,000칼로리 식단은 체중 감량이 거의 되지 않았습니다. 연구자들은 피실험자들이 2,000칼로리의 소위 '균형 잡힌' 식단에서도 결과가 변함없다는 사실을 발견했습니다. 재미있는 것은 동일 피실험자들이 저탄수화물 식단을 했을 경우는 하루 2,600칼로리를 섭취해도 살이 빠졌다는 사실입니다.

미들섹스 병원의 대다수 동료의사들은 '칼로리는 칼로리다' Calories is calories라는 생각을 가지고 있었습니다. 그들은 케크윅과 파완의 연구결과에 반론을 제기했습니다. 그들은 저탄수화물 다이어트의 체중 감량은 단지 수분 손실 때문이라고 주장했습니다. 이에 대해 케크윅과 파완은 수분 부족이 전체 체중 감량에 미치는 영향을 다시 연구하였습니다. 실험 쥐를 대상으로 무려 2년 동안 연구를 진행하였습니다. 그 결과, 고지방 식단의 쥐들은 체중이 상당히 감소했으며 유의미하게 지방도 감소했음을 밝혀냈습니다. 저탄수화물 식단의 체중 감소는 수분 손실이 아니라 체지방이 감소한 결과였습니다. 저탄수화물 식단의 체중 감소 효과가 수분 손실이라는 비과학적 비판은 아직도 좀비처럼 살아나곤 합니다. 수분 손실은 탄수화물 제한 식단 초기에만 발생하는 일시적 현상입니다.

앳킨스 영양학은
배고픔 없는 단식입니다

오클랜드 해군병원Oakland Naval Hospital에서 진행된 지방 분해 연구를 살펴보겠습니다. 케크윅 교수와 파완 박사의 성공에 감명받은 프레드릭 베노이트Frederick Benoit박사는 동료들과 함께 다음과 같은 조건에서 실험을 진행하였습니다. 체중 100~130kg 사이에 있는 비만 남성들을 대상으로 ① 일반적인 단식과 ② 하루 1,000칼로리 상태에서 탄수화물 10그램으로 제한하는 고지방 식단을 비교 연구하였습니다.

실험 시작 10일 후 ① 단식 대상자들은 평균적으로 9.5kg를 감량했으며 그 중 체지방은 3.4kg이었습니다. ② 고지방 식단을 한 대상자들은 동일한 기간동안 6.5kg을 감량하였습니다. 놀라운 사실은 6.5kg 중 체지방이 6.3kg이었다는 사실입니다. 줄어든 체중의 97%가 체지방이었습니다. 아무것도 먹지 않은 단식 실험자들보다 2배 가까이 지방을 태웠습니다. 흥미로운 발견은 지방을 태우는 식단에서 피실험자들은 칼륨 수치를 정상적으로 유지하는 반면, 단식 피실험자들은 심각한 칼륨 손실을 경험했다는 것입니다.

놀랍지 않습니까? 아직도 받아들이기 어려운가요? 그렇다면 다음 사례를 보십시오. 코넬 대학Cornell University의 임상 영양학과 샬롯 영Charlotte Young교수는 과체중인 젊은 남성들을 대상으로 비교 연구했습니다. 피험자들에게 하루 1,800칼로리를 제공하면서 각기 탄수화물 비율을 달리했습니다. 실험은 세 가지 형태로 진행했습니다. 하루 탄수화물 ① 30그램, ② 60그램, ③ 104그램으로 비율을 달리 해서 총 9주 동안 진행되었습니다.

샬롯 영 교수와 동료들은 세심하게 체지방을 계산했습니다. 하루 탄수화물 섭취 104그램 그룹은 1주일에 총 1.23kg을 감량했으며 지방은 0.9kg 감량했습니다. 나쁘지 않은 수치입니다. 탄수화물 60그램 그룹은 총 1.36kg을 감량했으며 지방은 1.13kg을 감량했습니다. 케토시스에 진입한 탄수화물 30그램 그룹은 총 1.69kg을 감량했습니다. 놀랍게도 1.69kg 전부가 지방이었다는 사실입니다. 영 박사는 실험을 통해 탄수화물을 더 많이 섭취할수록 체지방이 더 적게 감량한다는 사실을 발견했습니다.

저도 수천 명의 체중 감량 환자들을 치료하면서 동일한 결과를 관찰할 수 있었습니다. 체중 때문에 고군분투함에도 원하는 결과를 얻지 못하고 있다면, 주요한 이유는 바로 **탄수화물의 비율**입니다. 여러 실험결과를 통해 우리는 다음과 같은 교훈을 도출할 수 있습니다. 첫째, 모든 경우에서 저탄수화물 그룹이 고탄수화물 그룹보다 더 많이 체중을 감량했습니다. 둘째, 저탄수화물 그룹은 심혈관계 위험 요인을 크게 개선하였지만, 고탄수화물 그룹은 유의미한 개선을 보여주지 않았습니다.

단식은 만 가지 병을 치유합니다. 모든 종교단체에서는 수천 년 전부터 단식의 치유원리를 알고 있었습니다. 단식은 몸과 마음을 치유하는 종교적 의례였습니다. 하지만 단식을 통해 체중 감량을 하는 것은 단점이 존재합니다. 지방도 태우지만 근육단백질도 함께 태웁니다. 하지만 앳킨스 영양학은 체지방을 태우지만 근육의 손실을 막습니다. **먹는 단식**이라고 할 수 있습니다. 어떤 다이어트를 시도하길 원하나요? 저와 내기를 걸어도 좋습니다. 왜냐고요? 자신 있기 때문입니다. 저는 당신도 성공하게 만들 것입니다. 이제, 당신의 차례입니다.

자주 묻는 질문

질문 앳킨스 영양학의 연구결과를 왜 의학 저널에 한 번도 발표하지 않았습니까?

답변 저는 연구원이 아니라 임상 전문가입니다. 저는 의사로 환자의 건강을 책임져야 하며, 연구를 위한 통제집단으로 환자를 사용하지 않을 것입니다. 하지만 앳킨스 영양학의 이점을 전 세계의 의료계와 공유하기 위해 중요한 조치를 취했습니다. 다수의 선도적인 학술 및 연구기관과 함께 건강 전문가를 위한 의료 교육과정을 지속적으로 개발했습니다. 이 과정들을 통해 탄수화물 제한 영양학에 대해 끊임없이 연구하고 있습니다.

앳킨스 박사의 요점 정리

- 앳킨스 영양학은 과거와 동일한 칼로리를 먹더라도 체중을 감량할 수 있습니다.
- 지방을 태우는 것은 저지방 식단에 비해 신진대사의 이점이 높습니다.
- 수많은 연구들은 지방을 태우는 식단의 대사적 이점을 지속적으로 증명하고 있습니다.
- 칼로리를 계산하지 말고, 탄수화물을 계산하세요.
- 탄수화물 섭취를 한 번에 많이 하지 마세요.

7장
좋은 친구들을 소개합니다

채소를 싫어하나요?

앳킨스 영양학을 시작하게 되면,

자신이 좋아하는 채소를 발견하게 됩니다.

채소를 사랑하는 사람이 되길 바랍니다.

몸은 우리를 위해

오랜 시간 헌신해왔습니다.

몸을 생각해 주세요.

이제 몸에게 보답해야 할 때입니다.

혈당 지수는
아름다운 도구입니다

혈당 지수glycemic Index는 음식을 먹은 후, 포도당이 얼마나 빨리 혈류로 들어가는지 보여주는 수치입니다. 순수 포도당 100을 기준으로 합니다. 혈당 지수는 음식에 얼마나 많은 탄수화물이 함유되어 있는지 알려줍니다. 탄수화물 섭취를 조절하는 사람에게 혈당 지수는 매우 중요합니다. 음식이 혈당 수치와 인슐린 반응에 어떠한 영향을 미치는지 미리 알게 되니까요. 저혈당 식품을 선택하는 것은 안정적인 신진대사를 보장합니다. 또한 장기적으로 건강과 질병 예방의 토대를 마련하는 것입니다. 지방은 혈당 상승을 유발하지 않음을 기억하십시오.

주요 음식의 혈당 지수(포도당 = 100 기준)

곡물	흰밀빵	75 ± 2
	통밀빵	74 ± 2
	쌀밥	73 ± 4
	현미밥	68 ± 4
	우동	55 ± 7
	쌀국수	53 ± 7
	곡물빵	53 ± 2
	찐 옥수수	52 ± 5
	스파게티	49 ± 2
	보리밥	28 ± 2
시리얼	콘플레이크	81 ± 6
	죽	78 ± 9
	비스킷	69 ± 2

과일	수박	76 ± 4
	파인애플	59 ± 8
	망고	51 ± 5
	바나나	51 ± 3
	오렌지	43 ± 3
	사과	36 ± 2
채소	삶은 감자	78 ± 4
	삶은 호박	64 ± 7
	찐 고구마	63 ± 6
	감자튀김	63 ± 5
	야채 수프	48 ± 5
유제품	아이스크림	51 ± 3
	요구르트	41 ± 2
	우유	39 ± 3
	두유	34 ± 4
콩과 식물	렌틸 콩	32 ± 5
	병아리콩	28 ± 9
	강남콩	24 ± 4
	콩	16 ± 1
스낵식품	쌀과자	87 ± 2
	팝콘	65 ± 5
	청량 음료	59 ± 3
	감자칩	56 ± 3
	초콜릿	40 ± 3
설탕	포도당	103 ± 3
	자당	65 ± 4
	꿀	61 ± 3
	과당	15 ± 4

* 출처 <Glycemic index for 60+ foods> Havard Health Publishing

목록을 살펴보는 것은 흥미롭습니다. 백미, 빵, 그리고 시리얼은
대부분 최상위를 차지하고 있습니다. 녹말은 혈류에서 포도당으로

빠르게 전환됩니다. 바나나와 파스타는 중간 범위에 있습니다. 면을 좋아하는 분들이 많을 것입니다. 파스타와 국수를 사랑하는 사람들에게 드리고 싶은 조언이 하나 있습니다. 면류는 설탕만큼 높은 혈당 지수를 가지고 있으며, 한 번에 폭식하기 쉽습니다. 이제부터 혈당을 올리지 않는 선택이 필요합니다. 콩단백질로 만든 두부면이 좋은 대안이 될 수 있습니다.

단순simple 탄수화물과 **복합**complex 탄수화물은 혈당에서 엄청난 차이가 난다는 오랜 관념이 존재해 왔습니다. 많은 연구자들은 설탕, 밀가루와 같은 단순 탄수화물이 과일, 감자 그리고 통곡물과 같은 복합 탄수화물보다 혈류로 포도당이 더 빨리 유입됨을 강조해 왔습니다. 단시간에 혈당을 올립니다. 정확한 지적입니다. 하지만 유의할 사항이 있습니다. 백미의 혈당 지수가 73인데 반해 현미의 혈당 지수가 무려 68입니다. 대표적인 복합 탄수화물인 현미도 매우 높은 혈당 수치를 보인다는 사실입니다. 현미는 백미보다 미세 영양소와 식이 섬유가 많이 포함되어 있지만, 혈당을 높인다는 측면에서는 변함이 없습니다. 특히 당뇨병 환자와 같이 인슐린 저항성을 갖고 있는 사람들은 현미와 같은 복합 탄수화물 섭취에 대해 신중하게 접근할 필요가 있습니다.

대부분의 채소는 탄수화물 함량이 적어서 혈당을 거의 올리지 않습니다. 앳킨스 영양학을 진행할 때, 탄수화물은 채소를 통해서 섭취해야 합니다. 기억해야할 사항은 음식은 조리 방법에 따라서 혈당 지수가 달라진다는 사실입니다. 찌거나 굽거나 볶거나 하는 조리단계를 밟을수록 혈당 지수는 점점 높아집니다. 특히 녹말 함량이 많은 감자, 고구마와 같은 채소는 주의할 필요가 있습니다. 삶은 감자는 78, 찐 고구마는 63입니다. 매우 높은 혈당 지수를 보이고 있습니다. 기본적으로 음식은 인공적인 가공과정이 많아질수록 칼로리 밀도가 높아집니다. 칼로리 밀도가 높아진다는 것은 혈당 지수도 동시에 올라감을 의미합니다. 가공식품 대부분이 혈당 지수가 높은 이유이기도 합니다. 그래서 **원형 그대로의 음식**을 먹는 것이 중요합니다.

하버드대학 시민 리우Simin Liu와 월터 윌렛Walter Willett은 하버드 간호사를 대상으로 연구Harvard Nurses Study를 진행했습니다. 무려 10년 동안 75,521명의 간호사들의 식습관과 건강을 추적했습니다. 연구팀은 혈당 지수가 높은 탄수화물을 섭취하는 것이 심장질환 위험 증가와 밀접한 관련이 있다는 사실을 발견했습니다. 연구결과는 높은 혈당 지수의 음식이 혈당과 인슐린 수치를 증가시키며 이는 고혈압, LDL 콜레스테롤과 중성지방 수치 그리고 심장병의 위험 요인들을 유발한다고 결론지었습니다. 이 연구는 미국에서 가장 오랫동안 진행한 역학 연구입니다. 더욱 흥미로운 사실은 혈당을 낮추는 것이 암에 걸릴 위험을 감소시킨다는 것입니다. 그 이유는 암세포가 당분을 좋아하기 때문입니다. 과도한 인슐린 수치는 만성질환의 뇌관입니다. 암의 위험을 증가시키며 만성 대사질환의 불씨입니다. 그것은 비만과 심혈관계 질환이라는 비극으로 당신을 초대할 것입니다. 높은 혈당과 고인슐린 상태를 피하십시오!

채소,
아름다운 존재

채소를 위해 축가를 부르고 싶습니다. 채소, 정말 아름다운 이름입니다. 채소는 정말 다양한 맛과 식감을 선사합니다. 올바른 채소 선택은 의료비를 절감해주며 질병의 고통을 덜어줍니다. 낮은 칼로리와 섬유질이 높은 음식을 통해서 **파이토케미칼**phytochemicals을 드십시오. 어떤 사람들이 앳킨스 영양학은 채소를 잘 먹지 않는 식단이라고 말한다면, 이번 글을 보여주세요. 앳킨스 영양학을 통해 과거보다 훨씬 더 많은 채소를 먹게 됩니다. 왜 그럴까요? 영양소가 많이 함유된 채소는 대부분 탄수화물 함량이 낮은 음식이기 때문입니다.

양배추, 상추, 깻잎, 케일, 청경채, 가지, 부추, 양파, 파, 토마토, 아스파라거스, 브로콜리, 콜리플라워. 모두 훌륭한 선택입니다. 채소의 향미를 마음껏 즐기시기 바랍니다. 앳킨스 영양학을 시작하기로 결심했다면 어떤 탄수화물 음식을 먹을지 분명한 기준을 갖고 있어야 합니다. 탄수화물의 양을 조절하고, 특정 음식에 초점을 맞추게 될 것입니다. 모든 음식은 탄수화물의 비율이 비슷하지 않기 때문입니다.

탄수화물은 몸에서 소화되어 포도당으로 변합니다. 하지만 어떤 탄수화물은 포도당으로 변환되지 않습니다. 그 성분은 바로 **섬유질** fiber입니다. 섬유질은 소화되지 않고 몸 밖으로 배출됩니다. 섬유질은 혈당 수치에 영향을 미치지 않습니다. 섬유질이란 정확히 무엇일까요? 그것은 식물 세포의 소화되지 않는 부분입니다. 섬유질은 혈액으로 포도당이 유입되는 것을 늦춥니다. 혈당 수치를 서서히 올리고 음식의 소화시간을 늦춥니다. 결국 섬유질은 포만감을 더 오래 느끼도록 해서 음식 갈망을 줄여줍니다. 이러한 점은 섬유질이 가지고 있는 이점의 시작에 불과합니다.

섬유질은 다음과 같은 효과가 있습니다.

· 장에서 해로운 박테리아를 제거하여 면역체계를 유지합니다.

· 담즙의 배출 속도를 높이며, 독소물질을 흡착해 배출합니다.

· 대장 내 게실염에 걸릴 가능성을 줄여줍니다.

· 변의 배출을 쉽게 해줍니다.

섬유질이 풍부한 음식에는 채소, 견과류, 씨앗류, 과일, 콩, 그리고 정제되지 않은 곡물이 포함됩니다. 앳킨스 영양학 1단계를 진행하는 동안 섬유질의 주요 공급원은 채소가 될 것입니다. 특히 변비 증상이 있는 경우는 다음의 음식을 활용하길 바랍니다. 먼저 차전차 껍질 한 스푼을 매일 드시는 것을 추천합니다. 반드시 무설탕 제품을 선택하십시오. 굵은 밀겨나 아마씨 한 스푼을 드셔도 좋습니다. 거친 밀은 순수한 섬유질 덩어리입니다. 차전차 껍질은 물과 섞어서 드셔야 합니다. 샐러드 위에 밀을 뿌리거나, 아마씨를 뿌려서 먹을 수 있습니다. 변비를 피하기 위해서는 매일 8잔 이상의 물을 마시는 것도 필수적입니다. 충분한 수분과 함께 섬유질 섭취를 늘려야 합니다. 장이 적응할 수 있도록 점차적으로 섭취량을 늘려 나가십시오.

아주 오래된 친구, 견과류와 씨앗류

인류의 수렵 채집 시절부터 견과류와 씨앗류는 식단의 중요한 구성 요소였습니다. 견과류와 씨앗류는 초기 인류의 디저트였을 거라고 생각합니다. 단백질, 지방, 탄수화물을 균형있게 포함하고 있는 오래된 친구입니다. 견과류의 단백질 함량은 호두 10%, 아몬드 17%이며 지방 함량은 피칸 70%, 마카다미아 78%에 달합니다. 또한 상당한 양의 섬유질을 포함하고 있습니다. 지방 함량이 높을수록 탄수화물 함량이 낮은데, 제가 가장 좋아하는 견과류는 **마카다미아**입니다. 이 작은 열매는 멋진 영양소들로 가득 채워져 있습니다. 아몬드는 칼슘의 풍부한 공급원입니다. 특히 아몬드, 해바라기씨, 헤이즐넛은 비타민E의 좋은 공급원입니다. 또한 견과류는 나이아신비타민 B3, 비타민 B6, 엽산, 마그네슘, 아연, 구리, 칼륨과 같은 영양소들과 풍부한 산화 방지제를 제공합니다. 닭가슴살, 돼지고기, 생선을 요리할 때, 빵 대신 견과류와 씨앗류를 사용할 수도 있습니다.

견과류와 씨앗류는 맛있고 영양가가 높기 때문에 건강한 영양 식단의 핵심요소가 되어야 합니다. 견과류와 씨앗류를 규칙적으로 섭취하면, 관상동맥 심장 질환의 위험을 최소화할 수 있으며 심장마비의 위험을 낮춥니다. 씨앗류와 견과류에 들어있는 폴리페놀은 LDL 콜레스테롤을 낮추며 심장을 보호합니다. 앳킨스 영양학의 즐거움 중 하나는 지방과 영양소가 풍부한 견과류와 씨앗류의 다양성을 즐길 수 있다는 것입니다. 단, 아무리 좋은 견과류라도 적정량 먹어야 합니다.

항산화 효과,
번호 매기기

음식의 영양소 가치를 알아보는 한 가지 방법은 항산화제antioxidants의 농도를 측정하는 것입니다. 항산화제는 환경오염, 스트레스, 질병 및 노화로부터 세포를 보호하는 비타민과 파이토케미컬의 특별한 효능입니다. 터프츠Tufts의과대학의 연구원들은 채소들의 항산화 효능을 연구했고, 각각 항산화 점수를 부여했습니다. 저는 그 점수를 바탕으로 동일한 조건에서 채소와 과일을 탄수화물 그램으로 나누었습니다. 수치가 높을수록 탄수화물 1그램당 항산화 효과가 높다는 의미입니다. 다음의 앳킨스 항산화 비율을 보십시오.

앳킨스 항산화 비율

마늘(1정)	23.2
상추(1잎)	8.2
케일(1/2컵)	6.5
양파(1테이블스푼)	6.2
시금치(1/2컵)	5.0
브로콜리(1/2컵)	3.2

　마늘은 탑 클래스입니다. 마늘은 고대 이집트부터 정력과 원기를 회복하는 강장제로 사랑받아왔습니다. 항산화 효과 뿐만 아니라, 항암효과도 인정받고 있습니다. 그 밖에도 브로콜리, 콜리 플라워, 케일, 새싹, 양배추 등 십자화과 채소와 양파도 강력한 항암작용을 하는 것으로 밝혀졌습니다. 이제 자신이 좋아하는 식물성 음식들을 찾아보십시오. 채소의 세계는 질병을 예방하는 천연 화학물질로 가득 차 있습니다. 예를 들어 암의 위험을 낮추는 것으로 밝혀진 세 가지 식물 영양소가 있습니다.

· 베타 카로틴Beta carotene: 시금치, 케일, 브로콜리, 양배추, 콩과 같은 녹색 채소는 물론 호박, 고추, 참마에서도 풍부하게 함유하고 있습니다.

· 리코펜Lycopene: 리코펜의 왕은 토마토입니다. 이 영양소가 전립

선암으로부터 보호할 것입니다.

· 루테인Lutein: 눈 건강을 지키는 핵심 영양소입니다. 케일, 시금 치, 호박 등에 풍부하게 함유되어 있습니다.

이제 몸에 보답할 때입니다

채소를 좋아하지 않는 사람들이 있습니다. 충분히 이해합니다. 재미있는 것은 앳킨스 영양학을 하는 사람들은 결국 자신이 좋아하는 채소를 발견한다는 것입니다. 프로그램을 진행하면서 처음 접하는 요리와 레시피를 맛보게 될 것입니다. 앳킨스 영양학 1단계 이후에는 멋진 과일들을 추가할 수 있습니다. 특히 블루베리, 산딸기, 블랙베리와 같은 딸기류는 산화 방지 효과가 매우 높은 과일입니다. 다른 과일보다 탄수화물 함량이 낮으며, 혈당 지수도 상대적으로 낮습니다. 채소를 사랑하는 사람이 되길 바랍니다. 더 많은 채소를 접시에 담는 습관을 만든다면, 우리를 위해 헌신해온 몸이 좋아할 것입니다. 몸을 생각해 주세요. 이제 몸에게 보답해야 할 때입니다.

채소를 먹는 5가지 방법

· 채소를 튀김으로 먹는다면 혈당을 급격히 증가시킬 수 있습니다.

· 참마나 호박과 같은 고탄수화물 채소를 먹을 때는 단백질과 지

방을 함께 섭취하세요. 탄수화물의 소화시간을 늦추고, 혈당에 미치는 영향을 최소화합니다.

· 동양음식인 찌개와 국과 같은 조리법을 익히세요. 육류, 생선, 가금류와 다양한 채소의 멋진 콜라보를 맛볼 수 있습니다.

· 채소를 주스로 드시지 마세요. 채소를 갈아 마시면, 섬유질이 제거됩니다. 또한 주스는 채소의 당을 농축하여 혈당을 치솟게 할 위험이 있습니다.

· 채소는 살짝 익혔을 때, 영양가가 가장 높습니다. 동양의 나물은 좋은 요리로 판단됩니다.

자주 묻는 질문

질문 탄수화물 수치와 혈당 지수의 차이는 무엇인가요?

답변 탄수화물 수치는 식품의 총 탄수화물 비율을 말합니다. 혈당 지수는 탄수화물의 영향을 측정한 것입니다. 혈당 지수를 사용하여 혈당에 상대적으로 영향이 적은 탄수화물 식품을 선택할 수 있습니다. 총 탄수화물 비율이 가장 중요하다는 것을 기억하세요.

앳킨스 박사의 요점 정리

- 모든 과일, 채소, 곡물, 녹말은 탄수화물을 함유하고 있습니다.
- 탄수화물을 더 많이 섭취할수록 체지방은 더 적게 감소합니다.
- 혈당 지수는 포도당이 혈류로 유입되는 상대적인 혈당 비율을 말합니다.
- 저혈당 채소는 비교적 적은 탄수화물을 함유하고 있습니다.
- 탄수화물 함량과 혈당 지수가 낮고 항산화 성분이 많은 음식을 선택하십시오.
- 탄수화물 그램 수치와 혈당 지수를 냉장고에 붙여 놓으세요.
- 주스 대신 채소를 통째로 드세요.
- 채소를 너무 익히면 영양소가 파괴됩니다.
- 샐러드에 지방이나 단백질을 첨가하세요. 탄수화물이 혈당 수치에 미치는 영향을 최소화합니다.
- 영양소가 가장 풍부한 채소는 당분이 낮기에 주된 선택이 되어야 합니다.
- 과일이 먹고 싶으면 베리류를 드세요.

2부

앳킨스와 함께 하는
다이어트 여행

8장
앳킨스 여행을 위한 사전준비

가족들에게
앳킨스 영양학을 하는 것에 대해
지지와 존중을 요청하세요.
가족들이 달갑게 생각하지 않을 수 있습니다.
당연합니다.
가족들은 아직 잘 모르고 있으니까요.
여행을 모두 마친 후에는
지지와 존중을 요구할 필요가 없습니다.
결과가 당신을 대변할 것이기 때문입니다.

자신의 상태를
알아야 합니다

데이비드 프렌치David French는 52세의 주식 중개인입니다. 매일 아침 출근길에 매장에 들러 커피와 베이글 그리고 탄산음료를 즐겼습니다. 특별한 건강상의 문제는 없었지만, 172cm, 118kg의 과체중이었습니다. 무수한 다이어트를 시도했으나 쓰라린 실패의 기억만을 갖고 있었습니다. 그는 아내와 자식들의 성화에 마지못해 제 진료실을 찾았습니다. 첫 만남은 호의적이지 않았습니다. 당연히 제 프로그램을 시작하지 않을 거라고 생각했습니다. 저는 혈액검사를 권유했습니다.

"데이비드! 콜레스테롤과 중성지방 수치를 한번 체크해 보시죠."

혈액 검사 결과 총 콜레스테롤 수치는 284, 중성지방 수치는 무려 1,200이었습니다. 믿을 수 없을 정도로 높았습니다! 심장마비와 뇌졸중의 어두운 그림자가 짙게 드리워져 있었습니다. 혈당 수치도 당뇨 전단계였습니다. 저는 검사결과를 알려주면서 진심으로 호소했습니다.

"지금 무언가를 하지 않는다면 당신은 1~2년 안에 죽을지도 모릅니다."

얼굴에는 당황한 기색이 역력했고, 기분이 무척 상한 듯 보였습니다. 다시는 제 진료실을 찾아오지 않을 거라고 생각했습니다. 하지만 그는 다시 제 진료실 문을 두드렸고, 앳킨스 영양학을 시작했습니다. 6개월 후, 체중은 75kg, 총 콜레스테롤 수치는 155, 중성지방 수치는 무려 90으로 떨어졌습니다. 그는 식욕을 억제하지 않았습니다. 그리고 일주일에 4회, 30분씩 운동을 시작했습니다. 얼마 후 그는 숙면을 취할 수 있었고, 일상에서 더 이상 피곤함을 느끼지 않았습니다. 이제 날씬하고 건강한 남성이 되었습니다. 다시는 과거로 돌아가지 않을 거라고 믿습니다. 그는 고백합니다.

"제 사무실 책상 위에 과거의 사진이 놓여 있어요. 항상 볼 수 있는 곳에 놔둔답니다. 불룩 나온 배가 마치 임산부 같아요. 사람이 아니었어요. 항상 잊지 않기 위해 노력하고 있습니다."

이제 앳킨스 영양학을 하기 전에 왜 혈액검사를 받아야 하는지 아셨나요? 데이비드가 혈액검사의 충격을 받지 않았다면, 지금 살아있지 못했을 것입니다. 체중 감량 여행을 떠나기 전에 반드시 해야 할 첫 번째 임무는 병원을 예약하는 것입니다. 혈액 검사를 비롯해 신체 검사를 받으십시오. 자신의 상태를 알아야 합니다. 병원에 가면 다음의 혈액검사를 추천합니다. 먼저 총 콜레스테롤, HDL 그리고 LDL 콜레스테롤과 중성지방 수치를 검사하십시오. 추가로 혈당, 신장, 요산 수치 및 간 검사항목을 추가하십시오. 당연히 신장, 체중, 혈압수치도 체크해야 합니다. 이 모든 검사항목이 앳킨스 영양학 시작 **전**Before과 **후**After를 비교하는 데 도움이 될 것입니다.

지금 복용하고 있는 약물을 살펴봐야 합니다. 기침약, 제산제, 수면제, 변비약, 항히스타민제과 같은 불필요한 약물의 복용을 중단해야 합니다. 많은 처방약들은 체중 감량을 방해합니다. 나열된 약 중 하나 이상을 복용하면 체중 감량 결과에 실망할 수 있습니다. 다른 대안이 있는지 담당 의사와 상의하십시오.

체중 감량을 방해하는 약물이 있습니다. 첫째, 이뇨제diuretic입니다. 앳킨스 영양학을 시작하면, 소변 배출을 증가시키는 이뇨제는 필요 없습니다. 탄수화물 섭취를 줄이는 것만으로도 극적인 이뇨 효과를 볼 수 있기 때문입니다. 둘째, 인슐린이나 경구 당뇨약을 복용하는 사람들은 담당 의사와 상의하십시오. 앳킨스 영양학은 고혈당을 효과적으로 낮추기 때문에, 약물의 복용량을 적절하게 줄여야 합니다. 셋째, 혈압약을 복용하고 있다면, 약물의 복용량에 대해 담당 의사와 상담하십시오. 앳킨스 영양학은 혈압을 효과적으로 낮추기 때문입니다.

앳킨스 영양학을 시작한 후 6주 후에 다시 혈액 검사를 받아보십시오. 극적인 개선에 놀랄지도 모릅니다. 제 환자들의 가장 흔한 질문은 "혹시 콜레스테롤 수치가 올라가지 않을까요?"입니다. 그러면 저는 주저없이 "아마도 내려갈 것입니다."라고 답변합니다. 만약 총 콜레스테롤이 증가한다면, HDL 콜레스테롤이 LDL 콜레스테롤보다 더 많이 증가했을 것입니다. HDL과 LDL비율 모두가 개선됨을 발견할 것입니다. 한 달 안에 중성지방은 급감하고 HDL이 상승하기 시작할 것입니다.

경우에 따라서 LDL이 상승할 수 있습니다. 그렇다면 의사에게 LDL 콜레스테롤 수치가 저위험 유형A형인지, 아니면 고위험 유형B형인지 판단을 요청하십시오. 저위험 LDLA형은 크고 말랑말랑한 콜레스테롤입니다. 이 콜레스테롤은 동맥에 플라크혈전를 형성하지 않습니다. 즉, 위험하지 않습니다. 신장과 간 기능, 요산 수치도 호전될 것입니다. 특히 요산 수치가 높아지면 통풍으로 이어질 수 있습니다. 통풍으로 고통받고 있다면, 의사에게 상담 받길 권합니다.

실현 가능한 목표를 세우세요!

대부분의 사람들은 적정한 체중을 오랫동안 유지해 왔을 것입니다. 그러던 어느 날 자신도 모르게 늘어난 뱃살을 발견하게 됩니다. 뱃살의 원인은 과로, 결혼, 출산, 과식, 스트레스 등 너무나도 다양합니다. 특히 갱년기 여성들은 예전처럼 날씬한 몸매로 돌아가는 것에 많은 어려움을 경험합니다. 뱃살은 몸이 보내는 이상 신호입니다. 어떤 이들은 뱃살을 어쩔 수 없는 나이살이라고 자기 위로를 합니다. 몸이 필요로 하는 것은 자기 변명이 아니라, 진정한 변화입니다.

이제 거울 앞에서 원하는 미래의 모습을 상상해 보십시오. 미래의 거울은 날씬하고 자신감 있는 주인공을 분명히 보여줄 것입니다. 자신을 진지하게 바라볼 때입니다. 어떤 몸을 원하는지 말입니다. 혹시 올림픽 체조선수나 패션모델을 기대하고 있나요? 그렇지는 않을 거라고 생각합니다. 하지만 너무 겸손한 목표를 정하지 마세요. 자신을 과소평가하지도 마세요. 주위 사람을 깜짝 놀라게 할 에너지는 어떤가요? 제 말을 믿으세요. 그건 과도한 야망이 아닙니다. 현실이 될 수 있습니다.

가장 기분 좋았던 시절이 기억납니까? 그때 몸무게가 얼마였나요? 그때 어떤 사이즈의 옷을 입었나요? 이 질문들을 건너뛰지 마십시오. 당신은 자신의 몸에 대해서만큼은 최고의 전문가입니다. 좋았던 그 시절로 돌아갈 수 있습니다. 이제 당신이 해야 할 것은 진정 원하는 그리고 달성가능한 목표를 세우는 것입니다. 목표가 있는 것과 없는 것은 너무나 큰 결과의 차이를 가져옵니다. 먼저 선명한 목표를 세우세요! 그러면 목표 체중에 도달할 수 있습니다. 정말 할 수 있냐고요? 그렇습니다. 40년 동안 수천 명의 과체중 환자들을 치료한 제가 있기 때문입니다.

몸의 치수를 재고, 운동을 시작하세요

앳킨스 영양학을 시작하기 전에 줄자를 사용하여 몇 가지 중요한 통계를 기록하십시오. 가슴, 허리, 엉덩이, 팔 윗부분과 허벅지를 측정하고 그 숫자들을 기록하세요! 몇 주 후에 다시 측정한다면, 놀라운 성취감을 느낄 것입니다. 성공을 평가할 수 있는 방법이 많을수록, 더 많은 동기부여를 받을 수 있습니다.

아직 운동을 하고 있지 않았다면, 지금 시작하십시오. 일주일에 4~5번, 하루 30분씩 활기차게 걷는 것은 큰 차이를 만듭니다. 너무 무리한 계획을 세우지는 마십시오. 세부적인 계획보다 중요한 것은 지금 시작하는 것입니다. 더 이상 미루지 마세요. 바쁘다는 핑계로 대신하기에는 우리의 몸이 너무도 소중합니다. 몸은 움직임을 원합니다.

올바른
음식을 준비하세요

가장 좋아하는 단백질과 지방 음식을 냉장고에 미리 준비하십시오. 슈퍼마켓에 갈 때는 가공식품 진열대와 통로를 피하십시오. 이 조언을 할 때마다 존 코너John Connor가 떠오릅니다. 그는 슈퍼마켓에 가면 귀신에 홀린 듯 가공식품이 가득한 진열대로 발걸음을 옮기곤 했습니다. 자신도 모르게 장바구니에는 초콜릿 꾸러미가 한가득 담겨있었죠. 그는 집으로 돌아와서 정신을 차린 후, 초콜릿 꾸러미를 다시 쓰레기통에 처넣곤 했습니다. 그는 앳킨스 영양학 6개월 만에

37kg을 감량했습니다.

음식에 대한 본능적 갈망은 이성을 압도합니다. 가장 좋아하는 음식은 무엇인가요? 소고기, 돼지고기, 닭고기, 새우 좋아하세요? 이 음식들과 함께 저탄수화물 채소와 샐러드로 냉장고를 가득 채워 두세요. 아무리 강조해도 지나치지 않습니다. 이제 냉장고를 정리 정돈할 시간입니다. 정제 탄수화물과 당분이 범벅된 음식들을 색출하십시오. 그리고 과감하게 쓰레기통에 처넣으세요. 아깝다고 망설이지 마세요. 이런 음식들은 더 이상 존재하지 않아야 합니다. 쓰레기 음식과의 결별을 선언할 때입니다.

결과가
당신을 대변할 것입니다

새로운 식단으로 가족들이 받을 충격에 대비하십시오! 가족들에게 앳킨스 영양학에 대해 설명하고, 이해와 지지를 요청하십시오. 명심하세요! 인간은 적응력이 뛰어나고, 일주일 안에 입맛이 변화하기 시작합니다. 곧 설탕과 정제 탄수화물이 예전만큼 강렬하지 않다는 사실도 알게 됩니다. 앳킨스 영양학은 음식에 대한 갈망을 멈추게 하는 훌륭한 동맹군입니다.

처음에는 다른 사람들의 식사 모습에 힘들 수도 있습니다. 그럴 때는 체중 감량에 대한 자신의 미션을 스스로 상기시키십시오! 유혹의 순간은 덧없습니다. 가족들이 측은한 마음에 이렇게 말할 수 있습니다. "걱정마! 이 작은 케이크 조각이 너를 망가뜨리지는 않을 꺼야!"

그 순간, 단호해야 합니다. 가정에서 음식으로 인한 문제는 드문 일이 아닙니다. 가족들이 새로운 식사 요법을 달갑게 생각하지 않을 수 있습니다. 당연합니다. 가족들은 아직 앳킨스 영양학을 제대로 모르고 있으니까요. 가족들의 진정한 역할은 당신의 도전에 지지와 존중을 해주는 것입니다. 앳킨스 프로그램을 모두 완료한 후에는 그런 존중을 요구할 필요가 없습니다. 결과가 당신을 대변할 것입니다.

파트너가 좋은 이유

에르네스토Ernesto와 도나 산티아고Donna Santiago는 좋은 친구 관계였습니다. 두 사람 모두 체중을 감량하고 싶었습니다. 에르네스토(42)는 건설 노동자로 180cm, 117kg, 도나(36)는 175cm, 95kg이었습니다. 두 사람 모두 뚱뚱했습니다. 어느 날 그녀는 비디오테이프에 찍힌 자신의 영상을 보면서 하염없이 눈물을 흘렸습니다. 뚱뚱한 자신의 모습이 한심해 보였기 때문입니다. 우연히 이 모습을 지켜본 에르네스토는 그녀에게 앳킨스 영양학을 함께 시작하자고 권했습니다.

"도나는 제가 강하게 지낼 수 있도록 항상 도와주었습니다. 그녀가 힘들어할 때, 저도 진심으로 그녀를 돕고 싶었습니다."

두 사람은 체중 감량과 함께 주짓수 수업에도 참여했습니다. 이것을 계기로 그들은 더욱 가까워졌습니다. 앳킨스 영양학을 시작한 후, 두 달 동안 각각 14kg을 감량했습니다. 8개월 후, 도나는 66kg, 에르네스토는 82kg이 되었습니다. 두 사람이 함께 주짓수를 훈련하는 모습을 본 적이 있는데, 정말 아름다운 커플이었습니다. 그는 LDL을 159에서 126으로 낮추었고, HDL을 42에서 62로 올렸습니다. 그녀는 LDL을 189에서 137로 낮추었고, HDL을 58에서 74로 올렸습니다. 이제 그들에게 심장 전문의는 필요 없게 되었습니다. 운이 좋은 커플입니다. 왜냐하면 그들은 앳킨스 영양학을 함께 시작했기 때문입니다. 경험을 함께할 파트너가 있다면, 새로운 것을 시도하는 것이 더 쉬워집니다. 함께 할 파트너가 없다면 탄수화물 제한 커뮤니티를 방문하세요. 지금, 친구나 동료를 찾으세요!

자신과 굳은 약속을 할 시간입니다. '한번 해 볼까!'라는 생각으로 시작하지 마십시오. 당신은 앳킨스 여행에 소중한 인생의 14일2주을 바치기로 결심했습니다. 2주 동안 이 프로그램에 전념할 수 있다면, 멋진 자신을 기대해도 좋습니다. 새로운 에너지를 얻게 될 것입니다. 매일 아침 새로운 열정과 함께 침대에서 일어날 것이며, 즐거운 마음으로 체중계에 올라가게 될 것입니다. 변화된 외모와 활력에 감동하게 될 것입니다!

앳킨스 박사의 요점 정리

- 건강검진을 받으십시오. 전반적인 건강수준을 판단해야 하며, 앳킨스 영양학 시작 전후의 비교 자료가 됩니다.
- 6주 동안 앳킨스 영양학을 한 후에는 거의 모든 건강 지표가 개선될 것입니다.
- 복용하는 약물은 체중 감량을 방해합니다.
- 자신과의 약속은 앳킨스 영양학의 성공을 좌우하는 마스터키입니다.
- 냉장고에 좋아하는 단백질과 지방 식품을 저장하세요.
- 아이들의 식단에서 정크푸드를 없애십시오. 부모가 주는 최고의 사랑입니다.
- 가족과 친구들에게 지지와 지원을 요청하세요.
- 체중 감량 여행을 공유할 앳킨스 여행 파트너를 찾으세요.

9장
1단계 전환

'지방을 태우는 몸'으로

과거와
작별인사를 할 때입니다.
자신을 퉁퉁하게 만들 거라고 생각했던
고칼로리 · 고지방의 천연 음식을 선택하세요.
제 조언을 믿으세요!
만족할 때까지 드십시오.
하지만 만족하는 것과 배부른 것을 혼동하지 마세요.

전환 단계의 규칙

이제 본격적인 여행을 떠납니다. 여행 전, 먼저 이해해야 할 것이 있습니다. 전환 단계는 단지 앳킨스 영양학의 첫 번째 단계입니다. 전부가 아닙니다. **전환**Switch이라고 명명한 이유는 포도당 대사에서 지방 대사로 에너지 시스템이 바뀌기 때문입니다. 주된 에너지원이 포도당에서 케톤으로 변화됩니다. 마치 하이브리드 자동차가 가솔린에서 전기로 에너지 시스템이 변환되는 것과 같습니다. 당신은 전환 단계를 통해서 생애 처음으로 지방 분해와 케토시스를 동시에 경험할 것입니다. 이 과정을 통해서 체중 감량이 가속화될 것입니다. 다만 전환 단계는 평생의 식단이 아닙니다. 최소 14일2주동안 지속하며, 그 이후에는 유의미한 결과를 볼 수 있을 것입니다.

다음 단계에서는 자신만의 맞춤형 식사 계획을 세울 수 있도록 가르쳐 드립니다. 자신만의 맞춤형 계획은 본인의 신진대사, 취향과 생활습관에 따라 미세하게 조정할 수 있습니다. 전환 단계의 또 다른 목적은 풍성하게 음식을 먹으면서도 살이 빠질 수 있다는 것을 보여 주는 것입니다. 하지만 성공을 위해서는 앳킨스의 원칙을 충실히 지켜야 합니다! 조금이라도 잘못하면 체중 감량에 실패할 수 있고, 결국 '이 프로그램도 안 되는구나!'라는 푸념을 하게 될 수 있습니다. 다음 전환 단계의 12가지 규칙을 꼭 지키십시오.

전환 단계의 12가지 규칙

1. **하루에 20그램 이하의 탄수화물을 섭취하십시오.** 이것이 핵심입니다! 탄수화물은 샐러드와 다른 채소의 형태로 섭취해야 합니다.

2. **최소 2주동안 진행하십시오.** 체중 감량 패턴에 따라 그 이상 지속할 수 있습니다.

3. 고기, 생선, 조개, 달걀, 버터, 올리브 & 코코넛오일을 푸짐하게 섭취하세요.

4. 모든 곡물쌀, 현미, 잡곡, 밀가루 음식빵, 떡, 면, 콩과 음식모든 콩, 두부, 과일, 탄수화물 함량이 높은 뿌리채소, 유제품을 절대(!) 먹지 마세요. 견과류와 씨앗류도 허용하지 않습니다.

5. 허용 식품 목록에 없는 음식은 먹지 마십시오. 이것을 어기면 아무 의미도 없습니다! '하나쯤은 괜찮을 거야!'라고 자신을 합리화한다면, 결국 실패의 쓴 잔을 마시게 됩니다.

6. 식욕에 맞게 식사량을 조절하세요. 배가 고플 때는 너무 배불리 먹지 말고, 만족감을 주는 양만큼 드세요.

7. 어떤 음식도 탄수화물 함량이 낮다고 가정하지 마십시오. 식품 라벨을 읽고, 탄수화물 수치를 확인세요. 모든 음식 포장에 기재되어 있습니다.

8. 소스와 드레싱에 숨겨진 탄수화물을 조심하세요. 샐러드 드레싱의 주된 재료는 바로 '설탕'입니다.

9. 아스파탐과 같은 인공감미료를 피하세요. 인공감미료는 혈당을 바로 올리지는 않습니다. 하지만 인슐린 수치를 올릴 수 있으며, 공복감을 유발할 수 있습니다.

10. 과도한 카페인을 피하세요. 저혈당을 유발할 수 있으며, 설탕을 갈망하게 만들 수 있습니다.

11. 몸에 충분한 수분을 공급하고, 하루 최소 8잔의 물을 마시세요.

12. 변비가 있다면 아마씨와 밀겨를 샐러드나 채소에 뿌려서 드세요.

전환 단계에서 허용하는 음식

1. 자유롭게 먹을 수 있는 음식

모든 생선	모든 가금류	모든 조개류, 갑각류	모든 고기	모든 계란
참치	닭	오징어	소고기	스크램블
연어	칠면조	바닷가재	돼지고기	반숙
송어	오리	조개	양고기	완숙
넙치	거위	게살	사슴고기	데친
정어리	메추라기	새우	송아지	튀긴
청어	꿩	굴*	햄*	오믈렛

＊굴은 다른 조개류보다 탄수화물 함량이 높으므로 하루에 100그램 이내로 제한하십시오.

＊햄, 베이컨, 소시지, 핫도그 및 기타 런치 미트와 같은 가공육은 설탕과 인공감미료가 첨가되어 있습니다. 가능하면 가공육을 피하십시오.

2. 아래의 샐러드와 채소를 하루에 3~4컵을 드십시오.

※ 1컵은 236ml, 미국기준입니다.

십자화과 모든 채소. 상추, 양상추, 배추, 양배추, 새싹, 버섯, 샐러리, 오이, 부추, 가지, 양파, 파, 시금치, 토마토, 무, 콩나물, 비트, 근대, 고수, 치커리, 브로콜리, 피망, 콜리 플라워, 콜라드, 파슬리, 로메인, 아스파라거스, 민들레, 케일, 콜라비, 오크라, 대황, 마늘, 생강 등.

※ **뿌리채소는 여기서 제시된 음식 이외에는 모두 제외**

3. 치즈는 매일 100그램을 섭취할 수 있습니다.

모든 치즈에는 약간의 탄수화물이 있습니다. 경험에 의하면, 치즈 30그램을 탄수화물 1그램이라고 계산하는 것입니다. 유제품 알레르기 또는 치즈 과민증이 있는 사람은 치즈를 피해야 합니다.

4. 샐러드 & 향신료

모든 향신료에 설탕이 첨가되지 않도록 해야 합니다. 샐러드 드레싱은 올리브오일, 들기름, 코코넛오일과 식초, 허브, 마늘, 소금을 사용하세요.

5. 지방과 기름

좋은 지방은 영양 섭취에 필수적입니다. 특히 버터, 라드돼지기름, 올리브오일, 코코넛오일은 특별합니다. 모든 식물성 기름은 허용합니다. 특히 '엑스트라 버진' 라벨이 붙어 있는지 확인하세요. 그 밖에도 유채, 호두, 콩, 포도씨, 들깨, 해바라기 그리고 홍화씨 기름입니다. 옥수수, 콩, 해바라기 기름은 너무 높은 온도로 조리하지 마십시오. 마가린은 트랜스지방이기 때문에 피해야 합니다.

6. 음료수

미네랄 워터와 생수, 육수, 소다수, 탄산수, 차, 커피

※ 탄산수는 칼로리가 없어야 합니다. 과도한 카페인은 불안정한 혈당을 유발할 수 있습니다. 되도록 카페인 음료는 적게 섭취하십시오. 알코올 음료는 **전환 단계**에서 허용되지 않습니다.

전환 단계에서 피해야할 5가지 함정

1. 전환 단계 중에는 치즈, 크림, 버터 이외의 과일, 빵, 곡물, 녹말이 많은 채소, 유제품을 먹지 말아야 합니다.
2. 가공식품의 라벨에 '탄수화물 없음'이라고 명기되지 않은 것은 멀리 하십시오.
3. 무설탕이라는 단어로는 충분하지 않습니다. 탄수화물 함량이 명확히 명기된 제품을 선택하시기 바랍니다.
4. 보통 음식으로 생각하지 않는 껌, 감기약과 같은 제품에도 의외로 설탕과 감미료로 채워져 있습니다. 되도록 피하십시오.
5. 식당에 준비된 샐러드 바를 조심하세요. 샐러드 드레싱은 설탕이 듬뿍 담겨있는 것이 일반적입니다.

앳킨스 박사는 모든 식물성 기름을 허용하고 있습니다. 하지만 탄수화물 제한 전문가들은 콩기름, 포도씨유, 카놀라유, 해바라기씨유와 같은 식물성 기름을 권하고 있지 않습니다. 식품기업들은 정제 식물성 기름을 추출하는 과정에서 화학 용매제헥산를 활용하는데, 그 이유는 식물 씨앗에서 더 많은 기름을 추출할 수 있기 때문입니다. 이 과정을 통해 제조된 식물성 기름은 체내 산화와 염증을 촉진할 가능성이 높습니다. 또한 유전자 조작 농산물GMO을 원료로 사용하는 경우가 많기 때문에 주의가 필요합니다. 앳킨스 박사는 천연 식물성 기름에 한해서 허용한 것으로 보입니다. 식물성 기름을 사용하는 경우에는 '유기농 식품'을 권유 드립니다.

영양 보충제가 필요한 이유

많은 사람들이 좋지 않은 식단으로 인해서 비타민과 미네랄이 고갈되어 있습니다. 또한 농산물이 자라는 토지도 영양분을 잃어가고 있습니다. 필요한 영양제와 비타민을 보충하십시오. 그 이유는 가장 엄격한 단계인 전환 단계 동안 채소 섭취가 줄어서 특정 영양소가 부족해질 수 있기 때문입니다. 과거에 설탕과 밀가루로 가득 찬 정크푸드를 먹고 있었다면, 이미 영양소가 고갈되었을 것입니다. 그래서 영양소에 대한 보충이 요구됩니다.

가공식품들은 음식을 소화하는 데, 더 많은 영양소를 소모하게 만듭니다. 정제 탄수화물 식단을 먹는 사람 중에 만성피로를 호소하는 경우는 너무나 흔합니다. 많은 사람들이 탄수화물 대사에 필요한 미세 영양소가 부족합니다. 비타민이 필요한 이유는 지방을 태우기 위한 신체능력을 극대화하기 위해서입니다. 저는 영양제 처방이 보완의학의 양대 축 중의 하나라고 생각합니다. 사람마다 건강상태에 따라 각기 다른 비타민 영양소를 필요로 합니다. 물론 탄수화물 섭취를 제한하는 것이 최우선적인 건강 비결입니다.

전환 단계에서 고려해야 할 영양 보충제

· 종합비타민과 미네랄 영양제는 비타민B와 비타민C 일일 권장 섭취량RDI보다 훨씬 더 많이 함유되어 있습니다. 최소 30가지 다른 영양소철분 제외를 포함하고 있습니다. 이상적인 조합은 크롬 200~600mcg을 포함해야 합니다.

· 필수 지방산EFA결핍은 지방을 멀리하는 습관과 트랜스 지방을 과도하게 섭취하기 때문에 발생합니다. 필수 지방산 보충제는 생선기름의 감마 리놀렌산GLA 그리고 아마씨 기름과 들기름에서 나오는 오메가3를 포함해야 합니다.

· 만약 설탕에 대한 갈망이 생긴다면, 식사 전에 L-글루타민 500mg을 섭취하세요. L-글루타민은 알코올 중독도 억제하는 것으로 나타났습니다. 과거에 탄수화물을 많이 섭취하는 습관이 있었다면, 탄수화물 억제에 도움이 될 것입니다.

익숙한 식단과 결별하세요

이제 과거와 작별인사를 할 때입니다. 자신을 뚱뚱하게 만들 거라고 생각했던 고칼로리 음식을 선택하세요. 전환 단계에서는 기름진 음식을 먹는 것이 유리합니다. 제 조언을 믿으세요! 만족할 때까지 드십시오. 하지만 만족하는 것과 배부른 것을 혼동하지 마세요. 오랫동안 과체중이었다면, 배부름과 만족을 구별하는 데 다소 시간이 걸릴 수 있습니다.

이렇게 해보세요. 배가 부르기 전에 먹는 것을 멈춰보세요. 잠시 후에도 여전히 배고픈지 판단해 보세요. 조금 더 드시고, 다시 멈추세요. 만족할 때까지 반복하세요. 그러면 유쾌한 포만감을 서서히 알게 됩니다. 천연 지방을 두려워하지 마세요. 버터, 크림, 치즈, 올리브 오일 그리고 육류, 가금류, 생선에 있는 지방 말입니다. 전환 단계에서는 지방을 먹기위해 노력해야 합니다.

케톤 검사 스트립KTS: ketone testing strips은 몸이 지방 분해 상태에 있다는 것을 확인해줍니다. KTS는 소변에서 케톤 생성 여부를 측정합니다. 케톤의 수치에 따라 스트립이 분홍색 또는 보라색으로 바뀝니다. KTS는 비교적 유용하며, 저렴한 편입니다. 제 환자들은 KTS가 심리적으로 도움이 된다고 말합니다. 베이지색에서 분홍색 또는 보라색으로 변하는 것을 보는 것만으로 '지방을 태우고 있다!'라는 메시지를 받는 것입니다. KTS는 도움이 됩니다.

KTS의 색깔이 전혀 바뀌지 않았다면, 현재의 음식을 점검하세요. 특히 샐러드 음식을 다시 살펴보세요. 비교적 혈당 지수가 높은 토마토와 양파를 제외하십시오. 하루에 50그램 정도의 탄수화물을 섭취하면, KTS는 더 이상 분홍빛이나 보라색으로 바뀌지 않습니다. 탄수화물의 일정 수준을 넘어서면 소용이 없습니다. 마지막으로, 단백질을 너무 많이 섭취하지 않도록 하세요. 과도한 단백질은 포도당으로 전환됩니다.

이런 모든 조치를 취했음에도 KTS가 분홍이나 보라색으로 변하지 않을 수 있습니다. 하지만 식욕 감소와 더불어 꾸준한 체중 감소가 될 수 있습니다. 충분한 케톤이 생산되지 않지만 지방이 연소되고 있음을 의미합니다. KTS는 단순한 도구일 뿐입니다. KTS의 색깔을 변화시키는 것이 우리의 목적은 아닙니다. 나중에는 KTS가 더 이상 필요하지 않을 것입니다. 식욕을 조절하면, 체중과 허리둘레가 줄어들고 지방을 태우고 있다는 신호입니다.

☞ 편집자 코멘트

케톤 검사 스트립은 사용방법도 간편하며, 가격도 저렴합니다. 하지만 KTS는 케톤의 변화를 완벽하게 측정한다고 볼 수 없습니다. 보다 세밀한 케톤 수치 측정을 원하는 경우에는 '혈액 케톤 측정기'를 사용하기 바랍니다. 혈액 내 케톤을 측정하기 때문에 변화 과정을 정확하게 알 수 있습니다. 사용방법은 휴대용 혈당 측정기와 동일합니다. 단, 혈액 케톤 스트립의 개당 가격이 높은 편입니다.

피곤함의 유령이
사라집니다

전환 단계를 시작하고 며칠 뒤부터 자신의 식욕이 조절될 수 있음을 알게 됩니다. 그 이유는 무엇일까요? 지방 분해는 식욕을 억제합니다. 어느 순간 적당한 양을 먹은 후, 더 이상 음식에 집착하지 않는 자신을 발견하게 됩니다. 우리가 오랫동안 잃어버린 것이 있습니다. 높은 에너지 수준, 즉 '활기'입니다. 앳킨스 영양학은 잃어버린 에너지를 되찾아 줍니다. 어떤 이는 평온함과 행복감을 경험하기도 합니다. 이제 피곤함의 유령이 사라집니다. 조만간 알게 됩니다.

하지만 앳킨스 영양학을 시작한 첫 주 동안은 피로와 어지러움을 경험할 수 있습니다. 이런 부작용은 케톤 생성 과정이 너무 빨리 진행되고 있음을 의미합니다. 체중이 빠른 속도로 감량되면서, 동시에 수분과 미네랄이 급격히 고갈되기 때문입니다. 몸이 빠른 대사 변화를 따라가지 못하는 것입니다. 이러한 상태는 땀을 통해 미네랄을 빨리 잃어버리거나, 이뇨제를 복용함으로써 악화될 수 있습니다.

이런 문제가 발생하면 어떻게 하면 될까요? **물과 소금**을 충분히 섭취해야 합니다. 또한 체중 감량 속도를 조금 늦추십시오. 저녁 식사에 채소 1인분 또는 소량60그램의 견과류나 씨앗류를 추가해 주세요. 몸은 2주차에 다시 적응할 것입니다. 부작용이 없어지면, 다시 탄수화물 20그램 섭취로 돌아가십시오. 또 다른 문제는 칼슘, 마그네슘, 칼륨의 빠른 배출로 인한 다리 경련입니다. 멀티비타민 보충제를 별도로 섭취하십시오. 그럼에도 다리 경련이 계속된다면, 탄수화물 용량을 약간 올리십시오.

탄수화물 금단증상은 좋은 일입니다

전환 단계에서 가장 큰 장애물은 **탄수화물 금단 증상**carbohydrate withdrawal symptoms입니다. 우리는 매일 먹는 음식에 중독되어 있습니다. 익숙했던 음식을 갑자기 중단하면 금단 증상을 경험할 수 있습니다. 특히 설탕, 밀가루, 곡물은 혈당 수치를 빠르게 올리는 음식들입니다. 금단 증상은 피로, 두근거림, 두통, 식은땀까지 매우 다양합니다.

금단증상은 좋지 않은 현상일까요? 아닙니다. 그 반대입니다! 금단증상을 경험하는 것은 정말 좋은 소식입니다. 보통 금단 현상은 3일 이내에 끝나며 그 이후에는 어느 때보다 기분이 좋아집니다. 전환 단계를 지속하기 너무 힘들다면 탄수화물 음식을 소량 섭취하세요. 그리고나서 다시 탄수화물 양을 서서히 줄여 가면 됩니다. 분명한 것은 금단 증상을 일으키는 음식을 끊음으로써 더 많은 것을 얻을 수 있습니다. 과거에 중독된 탄수화물 음식이 혼란의 원인입니다. 그 혼란은 인생을 망칠 수도 있습니다.

전환 단계를 유지하는 동안 체중이 상당히 줄어들기 시작할 것입니다. 체중 감소 속도는 나이, 활동 수준, 약물 복용 여부, 신진대사 저항성에 따라 달라질 수 있습니다. 전환 단계를 하는 2주 동안 일반적인 체중 감량은 과체중 남성의 경우 4kg, 과체중인 여성의 경우 2kg입니다. 하지만 이것을 이해해야 합니다. 어떤 체중 감량 프로그램이든 가장 먼저 빠지는 것은 **수분**입니다. 앳킨스 영양학은 특히 이뇨작용이 뛰어나서 몸 속 수분이 더 빨리 빠지는 경향이 있습니다. 전환 단계를 시작하고 4일~5일이 지나면, 주로 지방이 빠집니다. 전환 단계는 건강한 식습관으로의 첫 번째 단계일 뿐입니다.

자주 묻는 질문

질문 전환 단계에서 하루 총 칼로리는 얼마나 허용되나요?

답변 칼로리를 계산할 필요가 없습니다. 앳킨스 영양학은 칼로리 대신 탄수화물을 계산합니다. 하지만 칼로리는 결코 무시할 요소는 아닙니다. 체중은 소비하는 칼로리보다 섭취하는 칼로리가 많은 결과입니다. 탄수화물 제한 식단은 다른 저지방·고탄수화물 식단보다 더 많은 칼로리를 연소시킵니다.

하지만 폭식을 자유롭게 허락하는 것은 아닙니다. 케톤이 검출되지 않거나, 케톤 검사 스트립KTS 색깔의 변화가 옅은 보라색에 그칠 수 있습니다. 사람마다 신진대사가 다르기 때문입니다. 하지만 KTS가 나타내는 케톤 수치에 대해서는 걱정하지 마십시오. 반드시 KTS에 의존할 필요는 없습니다. 중요한 것은 체중계의 숫자와 옷을 입을 때의 '여유로운 느낌'입니다.

앳킨스 박사의 요점 정리

- 전환 단계는 탄수화물에서 지방을 태우는 에너지 대사로 변화시킵니다.
- 지방 분해는 식욕과 배고픔을 억제하는 데 도움이 됩니다.
- 음식중독으로 인한 금단 증상이 발생할 수 있지만, 며칠 안에 가라앉습니다.
- 2주가 끝날 무렵 활기가 넘치고, 기분이 좋아질 것입니다.
- 케톤 검사 스트립은 소변을 통해서 지방 분해 상태를 측정합니다.
- 케톤 검사 스트립으로 측정할 경우, 매일 같은 시간에 측정해야 합니다.
- 식품라벨을 볼 때, 탄수화물 함량을 항상 체크하세요.
- 생리 전 또는 생리 기간에 전환 단계를 시작하면, 체중 감량에 시간이 더 걸릴 수 있습니다.
- 체중을 재는 것은 일주일에 한 번만 하세요. 체중 변화의 크기를 체감할 수 있습니다.
- 지방을 제한하지 마십시오. 그 반대입니다. 더 많은 지방을 섭취하십시오.
- 인공 감미료를 제한하세요. 인슐린 수치를 높아집니다.

1단계 **전환**의 핵심은 하루 탄수화물 20그램입니다. 이 기준을 지키기 위한 간단한 방법이 있습니다. 탄수화물이라고 생각되는 음식은 먹지 마십시오. 아니, **'탄수화물을 먹지 않겠다!'**고 생각하면 됩니다. 한국인은 전체 칼로리에서 탄수화물이 60~70%를 차지하고 있습니다. 하루 탄수화물 300~400그램입니다. 너무 많은 탄수화물을 섭취하고 있습니다. 전환 단계를 하기 위해서는 먼저 밥, 빵, 떡, 면 종류의 곡물 음식과 단호하게 결별하십시오. 식단은 철저하게 고기, 생선, 계란, 해산물, 십자화과 채소로 바꿔야 합니다.

앳킨스 영양학을 진행하는 데 있어서 한국인에게 가장 큰 장애물은 역시 '밥'입니다. 밥 한 공기는 약 65그램의 탄수화물을 함유하고 있습니다. 1단계 **전환**과 2단계 **지속 감량**에서는 섭취가 쉽지 않습니다. 하지만 3단계 **미세 조정**과 4단계 **평생 유지**부터는 가능합니다. 밥 한 공기 기준으로 하루 탄수화물 용량을 조절하시면 수월합니다. 1단계 **전환**의 식단을 단순화하면 다음과 같습니다.

허용 음식고기, 생선, 계란, 해산물 + 십자화과 채소 + 치즈, 버터, 오일

앳킨스 영양학은 국내에 **'황제 다이어트'**로 처음 소개되었습니다. 자연스럽게 '돈이 많이 드는' 식단으로 알려졌습니다. 물론 앳킨스 영양학은 영양가 높은 음식을 권유하고 있기 때문에 일정 부분 식단 비용이 발생합니다. 그렇다면 앳킨스 영양학은 정말 돈이 많이 드는 식단일까요? 저는 그렇게 생각하지 않습니다.

한국인이 사랑하는 대표적인 육류는 '삼겹살'입니다. 삼겹살, 정말 멋진 음식입니다. 단백질과 지방의 환상적인 궁합을 자랑합니다. 하지만 경제적 비용이라는 장애물이 있습니다. 저는 삼겹살의 대안으로 돼지고기 앞다리살을 추천하고 싶습니다. 앞다리살은 삼겹살 대비 가격이 50%가 채 되지 않습니다. '수입산'을 구입하면, 비용을 더 낮출 수 있습니다. 솔직히 맛과 식감에서 국내산과 크게 다르지 않습니다. 정육점 사장과 친해질 수 있다면, 자투리 고기를 요청해 보십시오. 좋은 육질을 정말 저렴한 가격에 확보할 수 있습니다. 가성비가 아주 훌륭합니다. 이러한 기준으로 고기를 구입한다면 합리적인 엥겔지수를 유지할 수 있습니다.

기억하셔야 할 것이 있습니다. 영양가 낮은 음식은 지금 당장 주머니 사정을 좋게 할 수 있지만, 미래의 건강과 행복을 약탈하는 어리석은 행동입니다. 반대로 영양가 높은 식품은 미래의 의료 비용을 감소시키며, 건강한 삶을 보장하는 지혜로운 선택입니다. 제 개인적인 식단을 소개드립니다. 참고만 하시면 좋겠습니다.

- 아침: 간헐적 단식
- 점심: 달걀 2~3개 + 샐러드 + 방탄 커피
- 저녁: 고기 + 쌈채소 or 샐러드 + 파채 + 김치 + 나물

아침은 간헐적 단식을 합니다. **앳킨스 영양학은 간헐적 단식을 할 수 있는 최적의 식단입니다.** 왜냐하면 배고픔을 별로 느끼지 않기 때문입니다. 하루 3끼를 먹는 야생동물은 없습니다. 3끼라는 관성에서 벗어나길 바랍니다. 공복은 내 몸 100명의 의사를 깨우는 치유 행위입니다. 과

도한 육체 활동을 하지 않는 분이라면 **간헐적 단식**을 강력하게 권합니다. 점심은 간단하게 달걀과 샐러드, 방탄커피를 먹습니다. 저녁 식사가 메인 식사라고 보면 됩니다. 저는 하루 한 끼의 만찬으로도 충분한 경우가 많습니다. 저녁 만찬으로 돼지고기를 선호합니다. 특히 돼지고기 앞다리살로 구이와 수육 요리하기를 즐깁니다.

'매일 비슷한 메뉴를 먹는 것이 지겹지 않은가'라는 의문이 들 수 있습니다. 여기서 한국적인 레시피가 필요합니다. 한국에는 멋진 구원투수가 있습니다. 최고봉은 단연 '나물'입니다. 사이드 메뉴로 다양한 나물을 먹을 수 있다면, 더할 나위 없는 좋은 선택이라고 생각합니다. 나물, 멋진 음식입니다. 풍성한 채소와 함께 **전환 단계**를 진행할 수 있습니다. 100인 & 100가지 레시피라는 말이 있습니다. **자신만의 앳킨스 레시피를 만들어 보시길 바랍니다.**

10장
에너지 발전소가 재가동됩니다

14일 동안
전환 단계를 실행했습니까?
놀라운 변화를 경험하지 않았나요?
다시는 과거의 식단으로
돌아가고 싶지 않을 것입니다.
조금만 더 힘을 내십시오.

무설탕 다이어트 중입니다

앨런 매카시Alan McCarthy는 39세이며, 보험회사의 성공적인 경영자였습니다. 곧 아이의 출산을 앞두고 있었습니다. 그런데 아이가 태어나기 두 달 전, 불행히도 부친이 갑작스럽게 심장마비로 사망했습니다. 아버지의 죽음은 그를 매우 힘들게 했습니다. 부친의 사망 1년 후, 그의 총 콜레스테롤 수치는 264에 이르렀습니다. 그는 회상합니다.

"저는 아버지의 복제품이었어요. 동일한 바지와 신발 사이즈 그리고 높은 콜레스테롤. 저도 아버지처럼 심장 우회 수술을 받을 거라고 생각했지요. 일찍 세상을 떠날 수 있다는 두려움이 있었습니다. 뿌연 안개 속을 걷는 기분이었어요. 어떻게 해야 할지 전혀 몰랐지요. 그 위기의 순간에 친한 동료가 제 손을 잡아줬습니다. 그 친구는 앳킨스 영양학에 성공했고, 콜레스테롤을 성공적으로 낮췄거든요. 그리고 저는 운명처럼 앳킨스 영양학을 시작했습니다."

앨런이 전환 단계를 시작했을 때, 설탕에 대한 갈망이 끝없이 유혹했습니다. 제 솔직한 판단은 그가 포기할 거라고 생각했습니다. 매일 300그램이상의 탄수화물을 섭취하는 전형적인 미국인이었거든요. 그는 손길이 닿는 곳에 있는 모든 설탕제품을 무의식적으로 입으로 가져갔습니다. 다행스럽게 멋진 조력자가 있었습니다. 바로 '아내'입니다. 그녀는 앨런이 앳킨스 영양학을 성실하게 진행할 수 있도록 정성껏 요리를 준비해줬습니다. 그는 아내의 정성을 뿌리칠 수 없었습니다. 시간이 흐를수록 자신의 입맛이 점점 변해가고 있음을 느꼈습니다. 이제는 설탕 범벅이 된 디저트에 유혹당하지 않고 있습니다.

"전환 단계를 시작한 지 3~4일이 되었을 때, 제 에너지 수준은 놀랍게 좋아졌어요. 다시 운동을 시작했습니다. 제 신진대사가 활발해지고 있음을 직감적으로 느낄 수 있었지요. 다시 에너지 발전소를 가동하는 것 같았어요. 저는 2주 동안 4.5kg을 감량했고, 4주 후에는 6.8kg을 감량했습니다. 총 콜레스테롤은 211로 떨어졌어요. 더욱 놀라운 것은 12주 후에 무려 11kg를 감량했답니다. 원했던 목표 체중을 달성했습니다! 지금은 주변 사람들에게 **무설탕 다이어트**를 하고 있다고 말합니다. 도리어 다이어트 회의론자들을 개종시키고 있어요. 지금 고등학교 시절 몸무게로 돌아왔습니다!"

전환 단계를
잠시 평가할 시간입니다

14일2주동안 전환 단계를 실행했습니까? 박수를 보내고 싶습니다. 아마도 놀라운 변화를 경험하지 않았나요? 이제 다시는 과거의 식사 습관으로 돌아가고 싶지 않을 것입니다. 지난 2주에 대한 평가가 필요한 시기입니다. 조금만 더 힘을 내십시오. 물론 전환 단계의 입구부터 어려움을 겪는 사람도 있습니다.

이제 앳킨스 영양학을 계속 할 것인지 결정해야 하는 시기입니다.

물론 저는 계속하기를 바랍니다. 대부분의 사람들은 처음에 체중을 감량하기 위해 시작했지만, 시간이 갈수록 높아지는 에너지 때문에 지속합니다. 두통을 비롯한 다양한 통증들이 완전히 사라지는 경험을 합니다. 지금까지의 결과를 검토해 보십시오. 체중 감량 수치를 말하는 것이 아닙니다. 자신에게 다음과 같은 질문을 해보십시오.

중간점검을 위한 질문

- 식욕은 잘 조절되고 있습니까?
- 음식에 대한 갈망 때문에 힘듭니까?
- 변비가 생겼습니까?
- 혹시 다리에 경련증상이 있나요?
- 체중뿐만 아니라 허리 사이즈에서도 차이를 느꼈습니까?
- 추천하는 음식을 맛있게 먹고 있나요?
- 과거보다 에너지와 집중력이 높아졌나요?

중간점검 질문에 대한 답변

- **공복감**: 식사 사이에 배고픔을 느낀다면, 올리브 몇 개, 치즈 1조각30그램, 참치 샐러드 한 숟갈을 드세요.
- **갈망**: 혹시 먹고 있는 음식 속에 설탕이 숨겨져 있지는 않았나요? 다시 한번 음식의 탄수화물 비율을 살펴보세요.

· **변비**: 첫 주 동안 변비는 흔한 현상입니다. 하지만 쉽게 해결할 수 있습니다. 해결책으로 샐러드와 채소에 올리브유를 조금 더 뿌려 보세요. 또는 아마씨 가루와 차전차 분말을 물과 함께 드세요. 이러한 섬유질은 혈당 수치에 전혀 영향을 미치지 않습니다. 가장 중요한 것이 있습니다. 하루에 2L의 물을 반드시 섭취하십시오.

· **다리 경련**: 만약 다리 경련을 앓고 있다면, 몸에서 미네랄이 너무 많이 빠져나갔다는 증거입니다. 체중 감량 프로그램은 이뇨 효과를 가속화합니다. 그래서 수분과 소금을 충분히 섭취하는 것이 매우 중요합니다. 종합비타민 외에 칼륨, 마그네슘, 칼슘을 보충하면, 경련이 사라집니다.

· **측정**: 허리둘레 수치를 재보세요. 허리둘레 수치의 감소는 진정한 성공의 지표입니다. 때로는 체중 감소가 미미하지만 허리둘레 수치가 감소하는 경우가 있습니다. 몸무게는 수분 균형, 호르몬 주기, 그리고 약물의 효과에 따라 매일, 심지어 한 시간마다 변동할 수 있습니다. 비록 여러 가지 원인 때문에 원하는 것보다 더 느리게 살이 빠질 수 있습니다. 체중계의 숫자에 너무 집착하지 마세요. 결국 옷장 속 잠자고 있는 옷을 다시 입게 될 것입니다.

· **음식 선호**: 엄격한 채식주의자라면 전환 단계를 시도하지 못할 수도 있습니다. 동물성 식품을 제외하면서 탄수화물 제한을 시도하는 것은 쉽지 않기 때문입니다. 하지만 생선과 닭고기, 그리

고 계란과 치즈를 먹을 의향이 있다면, 앳킨스 영양학을 할 수 있습니다. 왜 사람들은 과거에 중요하게 생각했던 음식을 기꺼이 포기할 수 있었을까요? 간단합니다. 좋은 점이 나쁜 점보다 훨씬 더 크기 때문입니다.

· **기분이 좋아집니다**: 기분이 좋아지는 경험을 했다면, 이제 운동을 시작할 때입니다. 운동은 앳킨스 영양학을 지속하도록 동기부여를 합니다.

앳킨스 영양학은 4가지 프로그램으로 이루어져 있습니다. 물론 각 단계들을 한꺼번에 모두 진행해야 하는 것은 아닙니다. **이 프로그램은 사람마다 맞춤형으로 진행할 수 있습니다.** 전환 단계는 탄수화물 제한 1단계입니다. 자신만의 맞춤형 체중 감량 계획을 쉽게 세울 수 있습니다. 전환 단계를 계속할 것인가? 아니면 다음 2단계로 진행할 것인가? 어느 쪽이든 괜찮습니다. 중요한 것은 편안함과 만족감을 느끼느냐 여부입니다. 앳킨스 영양학을 시작하기 전에 혈액검사를 받았다면, 지금 단계에서 새로운 검사를 받을 필요는 없습니다. 2주는 커다란 변화를 보이기에는 너무 짧기 때문입니다. 적어도 6주 후에 검사를 진행하시기 바랍니다. 기다림에 대한 보상이 있을 것입니다.

앳킨스 박사의 요점 정리

- 전환 단계는 최소 14일$_{2주}$ 동안 진행하지만, 경우에 따라서 더 오래 진행할 수 있습니다.
- 전환 단계를 하고 나면, 대부분의 사람들은 기분이 좋아지기 시작합니다.
- 수면 곤란, 두통과 같은 증상들은 과체중과 혈당 스트레스와 관련이 있습니다.
- 식사 사이에 배가 고프면 지방이나 단백질이 많이 함유된 무탄수화물 간식을 드세요.
- 커피, 차 또는 다른 음료수를 일일 수분 섭취에 포함하지 마세요.
- 칼륨, 마그네슘 그리고 칼슘 보충제는 다리 경련을 예방하는데 도움을 줍니다.
- 혈액 검사는 6주 후에 진행하십시오.

☞ 편집자 코멘트

앳킨스 영양학에서 제안하는 탄수화물의 기준은 '순'탄수화물$_{net}$ $_{carbohydrate}$입니다. '순'탄수화물은 음식에서 섬유질을 제외한 탄수화물을 말합니다. 이번 책에서는 순탄수화물의 용량에 대해서는 자세하게 논하지 않고 있습니다. 너무나 식단을 복잡하게 만드는 경향이 있기에 이번 책에서는 제외했음을 밝힙니다. 물론 순탄수화물 개념으로 접근하는 것이 보다 정확합니다.

11장
체중 감량을 방해하는 장애물

체중 감량이
원하는 대로 되지 않나요?
그럼, 원점으로 돌아가십시오.
다시 전환 단계를 시작하세요!
체중 문제가 삶의 주요 과제 중 하나라면
이번 기회를 놓치지 마십시오.
건강한 삶의 방식을
스스로 배울 수 있습니다.

토끼와 거북이,
모두 승리자입니다

고등학교 교장이었던 댄 윌슨Dan Wilson은 175cm, 147kg이 넘었습니다. 그는 장모님의 권유로 앳킨스 영양학을 시작하게 되었습니다. 전환 단계 2주 동안 8kg을 감량했습니다. 중단없이 2단계 지속 감량을 진행했고, 하루에 30~40그램의 탄수화물을 섭취했습니다. 그는 운동을 다시 시작했고, 체중은 계속 줄어들었습니다. 한 달 후에 3단계 미세 조정으로 진입했습니다. 그는 하루 80그램의 탄수화물을 섭취했고, 4개월 만에 43kg을 감량했습니다. 댄은 짧은 기간에 목표를 달성했습니다.

반면에 캐롤 키츠너Carol Kitchener는 1단계 전환을 무려 2년동안 유지했습니다. 그녀의 직업은 나이트클럽 공연자였습니다. 공연 드레스는 화려한 깃털과 색감을 가지고 있었지만, 그녀가 입은 옷 사이즈는 아름답지 않았습니다. 그녀는 165cm, 124kg이었습니다. 혈압은 하늘 모르게 높아만 갔습니다. 다이어트를 25번이나 시도했지만, 체중은 줄어들지 않았습니다. 하지만 앳킨스 영양학을 시작한 후, 24개월 동안 59kg을 감량했습니다. 느리지만 꾸준하게 빠졌습니다. 그녀는 체중계의 눈금이 변함이 없을 때에도 공연 드레스의 사이즈가 줄어들고 있음을 느꼈습니다. 또한 더 이상 음식을 갈망하지 않는 자신을 발견했습니다. 체중 감량은 더디게 진행되었지만 결국 목표에 성공했습니다.

위 사례에서 알 수 있는 것은 무엇일까요? 댄은 신진대사 저항이 낮았으며, 캐롤은 신진대사 저항이 높았다는 사실입니다. 만약 댄이 전환 단계를 계속했다면, 너무 빨리 체중을 감량하여 4단계 평생 유지로 전환하기가 어려웠을 것입니다. 반대로 캐롤이 전환 단계에서 지속 감량 단계로 빠르게 넘어갔다면, 체중 감량은 너무 느려졌을 것입니다. 아마도 절망 속에서 포기했을 가능성이 높습니다. 댄과 캐롤, 선택은 달랐지만 모두 옳은 결정을 한 것입니다. 댄이 우화에 나오는 토끼라면, 캐롤은 거북이라고 할 수 있습니다. 중요한 것은 모두 목적지에 도달했다는 사실입니다!

대사 저항을 이해하세요

당신은 첫번째 전환 단계 14일2주동안 얼마나 체중이 감량되었는지 알고 있을 것입니다. 그 숫자는 자신의 신진대사 저항도를 이해하는데 도움을 줍니다. 다음의 신진대사 저항도를 통해 자신의 상태를 파악해 보시기 바랍니다.

〈전환 단계 2주 동안의 체중 감소를 통한 신진대사 저항도〉

남성의 대사 저항도(단위 : kg)

체중 감량목표	높음	평균	낮음
9 이하	2	3	4
9 ~ 23	3	4	6
23 이상	4	5	8

체중 감량목표	높음	평균	낮음
9 이하	1	2	3
9~23	1.5	3	4
23 이상	2	4	5

체중 감량에 대한 저항은 지방 분해에 대한 저항입니다. 당신은 전환 단계 동안 하루에 20그램의 탄수화물을 섭취했습니다. 저는 모든 사람들이 지방 분해를 경험하길 원했습니다. 그래서 탄수화물 수치를 20그램으로 매우 낮게 설정한 것입니다. 그럴 경우 대부분의 사람들에게서 체중이 감량되는 것을 발견했기 때문입니다. 전환 단계에서 다음 단계로 넘어가기 전에 전환 단계를 좀 더 오래 지속할 수 있는 가능성을 고려해 보십시오. 많은 사람들이 전환 단계를 14일(2주)로 생각하지만, 더 오랜 시간 지속할 수 있습니다. 감량이 잘 되지 않을 경우에는 전환 단계를 더 오래 하는 것이 좋습니다. 이렇게 하면 프로그램의 다음 단계로 넘어가기 전에 극적인 진전을 볼 수 있습니다.

다음 4가지 질문에 답해 보시기 바랍니다. 2단계로 넘어갈 적절한 시기인지 판단하기 위해서입니다.

· 전환 단계가 지겹나요?

· 얼마나 체중을 감량해야 하나요?

· 신진대사의 저항력은 어떻게 되나요?

· 많은 음식을 선택하는 대신 체중 감량 속도를 늦춰도 괜찮습니까?

식단의 지루함으로 인해 전환 단계의 규칙을 준수하지 못할 것 같다면, 반드시 2주 후에 2단계 지속 감량으로 넘어가십시오. 다만 아직 감량할 체중이 많이 남아있고 전환 단계가 괜찮다면, 6개월 이상 안전하게 전환 단계를 진행할 수 있습니다. 그렇지 않다면 모든 단계를 경험할 수 있도록 지속 감량 단계로 진행하는 것이 좋습니다. 결국 전환 단계를 계속할 것인지 아니면 지속 감량 단계로 넘어갈 것인지에 대한 결정은 자신의 성향과 라이프스타일에 달려 있습니다. 선택은 자신이 하는 것입니다.

2단계 시작 전 주의사항

지속 감량 단계를 시작하기로 결정했다면 다음 사항을 주의해야 합니다. 지속 감량 단계는 전환 단계와는 몇 가지 근본적인 차이가 있습니다. 채소를 통해 탄수화물을 적게 섭취한다는 점은 전환 단계와 매우 유사합니다. 지속 감량 단계에서는 더 많은 양의 채소를 추가할 것이고, 견과류, 씨앗류 그리고 베리류를 첨가할 수 있습니다. 탄수화물, 지방, 단백질의 비율을 점차적으로 변화시키지만, 탄수화물의 비율을 크게 늘리지는 않습니다. 이 부분은 매우 중요합니다.

체중이 감량되지 않는다면, 전환 단계를 다시 재개해야 합니다. 저는 항상 말합니다. "계획대로 진행되지 않는다면, 다시 원점으로 돌아가세요. 다시 전환 단계를 시작하세요." 우리가 처한 현실세계는 정크푸드와 정제 탄수화물의 달콤함으로 끝없이 유혹하고 있습니다. 과체중이 인생의 큰 문제라면, 이 기회를 놓치지 말기를 바랍니다. 평생 건강한 삶의 방식을 스스로 배울 수 있습니다. 그것이 바로 앳킨스 영양학을 하는 이유입니다.

자주 묻는 질문

질문 앳킨스 영양학을 시작한 이후 콜레스테롤이 올랐어요. 어떻게 해야 하나요?

답변 먹고 있는 음식들을 다시 살펴보세요. 앳킨스 영양학을 제대로 진행하고 있습니까? 이제 막 시작했다면, 전환 단계의 규칙을 충실히 따르십시오. 또한 몇 가지 사항들에 대해 고려해 보는 것이 좋습니다. 먼저 일시적으로 콜레스테롤이 증가할 수 있습니다. 몸은 에너지를 얻기 위해 체지방을 분해해야 하기 때문에 콜레스테롤은 보통 상승합니다. 총 콜레스테롤은 2달 안에 떨어질 것입니다. HDL 콜레스테롤 수치를 살펴보세요. 만약 HDL 수치가 증가했다면, 총 콜레스테롤 수치 상승은 좋을 수 있습니다. HDL 수치의 증가로 인해 총 콜레스테롤이 일시적으로 증가할 수 있습니다.

만약 콜레스테롤 수치가 지속적으로 떨어지지 않았다면, 무언가 다른 상황이 벌어지고 있는 것입니다. 베이컨, 소시지와 같은 가공육을 줄이고, 딱딱한 치즈의 섭취를 제한하십시오. 또한 중성지방 수치를 살펴볼 필요가 있습니다. 어떤 사람들은 중성지방 수치가 현저히 떨어지면 콜레스테롤이 상승했습니다. LDL 콜레스테롤의 감소폭이 크면, 지질농도가 전체적으로 개선되는 것입니다. 높은 콜레스테롤은 보통 식단의 변화에 영향을 받지만, 식단만으로는 해결하기 어려울 수 있습니다. 영양 보충제로 판테신^{비타민} B5, 에센셜 오일, 마늘이 필요할 수 있습니다.

앳킨스 박사의 요점 정리

• 현실가능한 체중 목표를 스스로 결정하십시오.

• 전환 단계 14일2주동안 체중 감량 속도를 통해 신진대사의 저항정도를 이해하게 됩니다. 이것은 향후 체중 감량 속도를 결정하게 됩니다.

• 전환 단계에서 지속 감량 단계로 넘어가는 핵심 질문은 '체중 감량이 조금 늦더라도 다양한 음식을 선택할 것인가?'입니다.

• 높은 신진대사 저항성을 가진 사람들은 2주 이상 전환 단계를 계속 진행하는 것이 도움이 됩니다.

☞ 편집자 코멘트

저탄고지 전문가들은 앳킨스 영양학을 진행할 때, 유기농으로 키운 고기, 해산물 그리고 채소를 권유하고 있습니다. 성장호르몬과 항생제가 배제된 건강한 음식을 추천하고 있습니다. 경제적 여유가 되신다면, 유기농 고기, 해산물 그리고 채소를 적극 권유합니다.

하지만 유기농 농산물은 아직까지 경제적 부담이 높습니다. 만약 비유기농 농산물에 존재할 수 있는 유해물질이 걱정된다면 해결할 수 있는 방법이 있습니다. 바로 **채소를 많이 먹는 것입니다.** 채소는 환경호르몬과 같은 유해물질을 흡착해 체외로 배출하는 중요한 역할을 합니다. 즉, 일반적인 고기를 구입하되 채소를 풍성하게 먹는 것이 해결책입니다.

12장
2단계 지속 감량
체중은 '계속' 줄어듭니다

자신이
어떻게 변화할지 상상해 보세요.
옷장 속 잠자는 옷을 다시 입는 모습,
가족과 친구들의 감탄하는 표정을 생각해 보세요.
일단 해보세요!
목표와 세부계획을 세우고,
매주 자신의 변화를 체크하세요.
우리의 영혼을 거부했던
거울과도 다시 친해질 수 있습니다.

앳킨스 버스에서
내리지 마세요

게리 리지오Gary Rizzio는 45세의 콜로라도 출신 컴퓨터 프로그래머입니다. 그는 앳킨스 영양학을 통해서 무려 30kg을 감량했습니다. 그런데 발목이 부러져 부득이하게 병원에 입원해야만 했습니다. 그는 병상에 있는 동안 다시 정크푸드의 달콤함에 빠져들었습니다. 체중 감량의 마법은 사라졌고, 얼마 지나지 않아 몸무게는 다시 110kg이 되었습니다. 더구나 가벼운 심장마비 증상에 시달리게 되었습니다. 그는 심장병과 당뇨병에 대한 가족력이 있었습니다. 담당의사는 단도직입적으로 말했습니다.

"식단을 조절하고 운동을 하지 않으면, 오래 살지 못할 것입니다."

게리는 저지방 다이어트를 시도했고, 실망스럽게도 3주 동안 0.5kg을 감량했습니다. 그는 다시 제 진료실의 문을 두드렸고, 다시 앳킨스 버스에 승차했습니다. 6개월만에 20kg을 감량했고, 총 콜레스테롤 수치는 212에서 178로 떨어졌습니다. 심장마비 증세는 사라졌고, 당뇨약도 끊을 수 있었습니다. 다른 약의 복용량도 줄일 수 있게 되었고요.

더 멋진 변화가 생겼습니다. 주방을 멀리했던 그는 이제는 어엿한 요리사가 되었습니다. 칠면조, 아보카도, 치즈 오믈렛을 자연스럽게 만들 수 있게 되었고, 빨간 양파를 볶아서 스크램블 에그에 추가할 수도 있습니다. 샐러드와 해산물, 치킨 샐러드도 직접 요리해서 먹습니다. 가족을 위해 요리하는 것은 소중한 일상이자 기쁨이 되었습니다. 이 모든 변화들은 절대 놀라운 일이 아닙니다. 이 모든 것은 다시 앳킨스 버스에 올라탔기 때문입니다. 그는 일주일에 5회, 하루에 40분씩 운동을 하고 있습니다. 이제는 운동이 힘들지 않습니다. 다시는 버스에서 내리지 않을 것입니다.

첫번째 목표 달성을 진심으로 축하합니다! 당신은 전환 단계를 성공적으로 수행했습니다. 지속 감량Ongoing Loss 단계는 자신만의 맞춤형 앳킨스 영양학을 만드는 기반이 될 것입니다. 앳킨스 영양학이 멋진 이유입니다. 지속 감량 단계에서도 지방 분해는 계속됩니다. 체중과 허리둘레가 점진적으로 감소합니다. 지속 감량 단계는 전환 단계보다 탄수화물을 좀 더 섭취하는 것을 허용합니다.

하지만 설탕, 밀가루 그리고 정크푸드로 가득한 과거의 습관으로 돌아가는 것은 결코 아닙니다. 탄수화물의 질은 양만큼 중요합니다. 긍정적인 변화에 집중하세요! 식욕을 책임지는 사람은 바로 '자신' 입니다. 처음에 이 책을 읽은 계기는 아마도 체중 감량에 대한 고민 때문이었을 것입니다. 이제 지속 감량 단계가 체중 감량을 위한 열쇠라는 것을 이해하게 될 것입니다. 중요한 당부사항 하나를 말씀드리겠습니다.

목표를 구체화하고,
시각화 하세요!

체중 감량 목표가 있습니까? 좋습니다. 체중 감량의 목표는 구체적이어야 합니다. 예를 들어 '체중을 좀 감량하고 싶다'와 같은 막연한 계획보다는 '15kg를 감량하겠어!'와 같은 구체적인 계획이 훨씬 더 좋습니다. 체중 감량은 여행과 비슷합니다. 명확한 계획없이 가족 휴가를 가기 위해 차를 운전한다고 상상해 보세요. 목적지를 정하지 않아도 어딘가에는 갈 수 있습니다. 하지만 목적지를 정한다면, 훨씬 즐거운 여행이 됩니다. 체중 감량도 마찬가지입니다. 변화하고 싶은 그림을 마음속에 품고 있다면, 성취할 가능성은 더 높아집니다.

몸이 어떻게 변화할지 상상해 보세요. 당신을 거부했던 옷장 속 오래된 옷들과 가족과 친구들의 감탄하는 모습을 생각해 보세요. 우리는 넉넉한 뱃살 때문에 자유로운 권리를 제한받아 왔습니다. 당당히 수영복을 입는 자유를 상상해 보세요. 해변에서 불룩한 배를 감추기 위해 노력할 필요가 없어질 것입니다. 친구들과 함께 등산할 때 너무 숨이 차서 중도에 그만둔 경험이 있나요? 허탈한 마음에 친구들의 뒷모습을 하염없이 지켜봐야 했을지도 모릅니다. 외모와 몸매는 회사 면접을 볼 때도, 회사 업무능력에도 영향을 미칩니다. 부인할 수 없는 냉정한 현실입니다.

이제 친구, 가족, 동료들 앞에서 당당하고 자신감 있는 자신을 상상해 보세요. 원하는 모습을 시각화 하십시오! 손해볼 것이 있나요? 없습니다! 일단 해보세요! 목표를 세우고, 매주 자신의 변화를 체크하세요. 체중계는 가장 좋은 친구가 될 것입니다. 당신의 영혼을 거부했던 거울과도 다시 친해질 수 있습니다. 앳킨스 영양학을 시작하고 성공하지 못하는 사람들이 있습니다. 그들은 잠시 버스에 머무는 것처럼 앳킨스 영양학을 시작했기 때문입니다. 그들은 버스에서 내린 후, 다시 과거의 식사습관으로 돌아가곤 합니다. 그들에게 앳킨스 영양학은 잠시 버스를 타는 것과 다르지 않았을 것입니다. 하지만 진정한 다이어트는 패키지 여행이 아닙니다. 잠시 버스를 타는 것처럼 생각하지 마십시오. 앳킨스 영양학은 평생의 프로그램입니다.

지속 감량 단계를 하는 방법

전환 단계와 지속 감량 단계 사이에는 **차이점**이 있습니다. 지속 감량 단계는 탄수화물을 좀 더 섭취합니다. 또한 과거보다 훨씬 더 많은 음식의 선택권을 부여합니다. 이는 자신만의 체중 감량 플랜을 만들 수 있다는 의미입니다. 그러기 위해서는 탄수화물 수치를 체크해야 합니다. 이제 음식에 들어있는 탄수화물 그램의 숫자에 익숙해질 것입니다. 가장 좋아하는 음식의 탄수화물 수치에 대해 자연스럽게 알게 됩니다. 낯선 음식은 항상 탄수화물 함량을 살펴보시기 바랍니다.

우리의 인생은 많은 번호들로 채워지고 있습니다. 휴대폰 번호, 은행 비밀번호 등 너무나 많습니다. 식단에서도 자신만의 번호가 필요합니다. 다음 2가지 기본 원칙을 기억하십시오. 첫째, 앳킨스 영양학에서 체중 감소율은 섭취하는 탄수화물의 양에 반비례합니다. 둘째, 음식의 탄수화물 함량을 기억하세요. 안전하고 건강하게 먹을 수 있습니다.

지속 감량 단계에서는 매주 샐러드와 채소의 양을 점진적으로 증가시키십시오. 그 증가의 양은 **매주 탄수화물 5그램**입니다. 전환 단계에서 하루 20그램이었던 탄수화물 섭취량을 지속 감량 단계 첫 주에는 하루 25그램으로 5그램 올리세요. 샐러드 하나, 아보카도 1/2개, 콜리플라워 1컵, 아스파라거스 6~8 줄기 또는 다른 채소를 추가하는 것을 추천합니다. 첫 1주일 동안 하루 탄수화물을 25그램으로 제한하는 것입니다.

체중 감량이 꾸준히 지속된다면, 다음 주에는 5그램을 더 늘려서 하루 섭취 탄수화물을 30그램으로 올리세요. 다음 주에 한 단계35그램 더 올릴 수 있습니다. 채소를 좋아한다면, 샐러드를 계속해서 추가하는 것도 좋습니다. 유기농 치즈 1/2컵, 해바라기씨 30그램, 마카다미아 견과류를 추가할 수도 있습니다. 과일이 부족하다고 느껴진다면, 혈당 지수가 가장 낮은 과일인 딸기류를 추가할 때입니다. **탄수화물 사다리**Carbohydrate Ladder라고 부르는 특정한 순서로 음식을 추가하는 것이 가장 좋습니다. 이 순서는 혈당 급증을 최소화하여 음식 갈망을 낮춰줍니다.

탄수화물 사다리

1. 샐러드와 다른 채소들 허용 가능한 음식 목록 참고
2. 치즈, 버터, 오일
3. 씨앗류와 견과류
4. 저탄수 과일(베리류)
5. 탄수화물이 적은 주류
6. 콩과 식물
7. 모든 과일
8. 녹말 채소
9. 통곡물

매주 5그램입니다! 너무 조급해 하지 마세요. 매주 5그램을 올리면, 실패하지 않을 것입니다. 탄수화물을 5그램 이상 더 늘리면, 체중 감량이 더디게 진행될 수도 있습니다. 대사 저항성은 나이, 성별, 활동수준, 호르몬 문제, 운동, 처방약 등 여러 요인에 의해 영향을 받습니다. 체중의 변화를 지켜보면서, 탄수화물 섭취를 조절하십시오.

케톤 검사 스트립KTS은 체중 감량 속도를 확인하는 데 도움이 됩니다. 하루에 50그램 이상의 탄수화물을 섭취하면 케톤 검사 스트립

은 더 이상 색의 변화가 없을 것입니다. 하지만 체중이 계속 줄고 있고 음식에 대한 갈망이 잘 조절된다면 모든 것이 괜찮습니다. 몸이 충분한 케톤을 생산하지 않더라도 지방을 태우는 신진대사로 기능하고 있다는 신호입니다. 아래 표를 보면 신진대사 저항성의 정도를 더 정확하게 알 수 있습니다.

〈체중 감량을 위한 탄수화물 그램 수치와 대사 저항성〉

대사 저항성	하루 탄수화물 범위
높음	하루 20그램이하
중간	하루 20-40그램
낮음	하루 40-60그램
규칙적인 운동*	하루 60-90그램

* 규칙적인 운동은 일주일에 5일, 45분 이상 격렬하게 운동하는 경우를 말합니다.

5의 힘!

– 다음 식품들은 **5그램의 탄수화물**을 포함하고 있습니다.

채소	유제품
익힌 시금치 3/4컵	파머스 치즈 1/2컵
빨간 고추 1/2컵	모차렐라 치즈 1/2컵
중간 크기의 토마토 1개	코티지 치즈 1/2컵
익힌 브로콜리 8개	리코타 치즈 2/3컵
아스파라거스 1컵	헤비 크림 1/2컵
콜리플라워 2/3컵	
잘게 썬 양파 1/3컵	
아보카도 2/3컵	

견과류와 씨앗류
마카다미아(약 10~12개)
호두(반쪽 약 14개)
아몬드(약 24개)
피칸(약 31개)
해바라기씨(3테이블 스푼)
캐슈넛(약 9개)

과일
블루베리 1/4컵
산딸기 1/4컵
딸기 1/2컵

주스
레몬 주스 1/4컵
라임 주스 1/4컵
토마토 주스 1/2컵

전Before과 후After를 비교해 보세요

6주가 지났습니까? 이제 앳킨스 영양학을 처음 시작할 때 진행했던 혈액검사를 다시 해볼 것을 권유합니다. 몸 안에서 일어나는 좋은 증거들을 확인할 수 있습니다. 변화된 결과를 통해 기분이 더 좋아질 것입니다. 먼저 어떤 수치를 확인해야 할까요? 지질 수치의 변화가 있을 것입니다. 과거 총 콜레스테롤이 200이 넘었다면, 상당히 감소해 있을 것입니다. 만약 그렇지 않다면, HDL 콜레스테롤이 극적으로 증가했는지 확인해보십시오. HDL이 LDL 콜레스테롤에 비해 높아졌다면, 심장 위험이 극적으로 감소한 것입니다. 둘 다 적절한 수치로 변화했을 가능성이 큽니다.

더 중요한 것은 **중성지방 수치**입니다. 만약 중성지방 수치가 원래 높았던 경우는 확실하게 낮아졌을 것입니다. 확신합니다! 중성지방 수치가 40~80% 하락하는 현상은 흔하게 경험하곤 합니다. 지방은 중성지방 수치로 구성되어 있고, 앳킨스 영양학은 지방을 태우는 것에 초점을 맞추고 있기 때문입니다. 만약 위와 같은 결과가 나오지 않았다면 프로그램을 제대로 진행했는지 뒤돌아보기를 바랍니다. 콜레스테롤 수치가 현저하게 낮아지지 않을 수도 있습니다.

하지만 체중이 감소되고 몸상태가 개선되고 있다면, 계속해서 앳킨스 영양학을 진행하십시오. 수치가 만족스러울 때까지 3개월마다 계속 재검사를 받도록 하세요. 이제 매일 먹는 음식을 기록해 두는 것은 어떨까요? **기록**은 인간의 나약한 의지를 극복하는 훌륭한 조력자입니다. 음식의 탄수화물, 단백질, 지방의 함량을 더 많이 알아갈수록 더욱더 효과적인 체중 감량 계획을 실현할 수 있습니다.

체중 감량이 늦어진다면

탄수화물 섭취 양을 계속 늘리면 체중 감량 속도가 느려지는 것을 느낄 것입니다. 동시에 체중 감량에 대한 몸의 신진대사 저항력이 얼마나 큰지도 알 수 있습니다. 전환 단계 동안, 1주일에 2kg이상 감량했을지도 모릅니다. 하지만 2주 동안 감량된 체중의 일부는 물의 무게였습니다. 글리코겐과 더불어 저장된 물이 함께 배출되었기 때문입니다. 지속 감량 단계 첫 주에는 하루 탄수화물 섭취를 5그램 더 늘리십시오. 그 다음 주에는 탄수화물 5그램 추가로 더 늘리십시오.

그러면 체중 감량 속도는 매주 1kg미만으로 줄어들지도 모릅니다.

지속 감량 단계에서 체중 정체에 빠질 수도 있습니다. 이 경우 탄수화물 5그램을 서서히 추가하십시오. 체중 감량에 대한 신진대사 저항력이 매우 높은 사람들이 이 책을 가장 필요로 합니다. 지속 감량 단계에서 계속 체중 정체에 있다면, 하루 탄수화물 20그램인 전환 단계에 다시 적응해야 합니다. 하지만 목표를 향해 꾸준히 나가고 있다면 걱정할 필요가 없습니다. 중요한 사실은 목표 체중에 가까워질수록 체중 감소 속도도 느려진다는 사실입니다.

3단계 미세 조정에서는 추가적으로 4.5kg을 감량해서 목표 체중을 달성합니다. 2개월 이상 충분한 시간 계획을 세우는 것이 매우 중요합니다. 하루에 탄수화물을 50~60그램 섭취했음에도 체중이 **빠**진다면 **행운의 소수**입니다. 신진대사 저항력이 높지 않은 분입니다. 이미 과체중이 아니었을 가능성이 높으며 평생 날씬한 상태를 유지하는 것은 아주 쉬운 일이 될 것입니다. 건강한 탄수화물 음식을 계속해서 추가할 수 있습니다. 다만 음식들을 천천히 추가하기 바랍니다. 다시 탄수화물 중독의 유령이 출현할 수 있으니까요.

기억하세요! 날씬하고 건강해지려면 **움직임**, 즉 운동이 필요합니다. 특히 신진대사 저항력이 높은 분들에게 운동은 절대적으로 필요합니다. 만약 운동을 하지 않는다면 체중 감량은 영원한 숙제로 남을지도 모릅니다. 원하는 체중 감량 수치는 자신에게 달려 있습니다.

지속 감량 단계의 중요규칙은 다음과 같습니다.

· 매주 탄수화물 섭취량을 5그램 이하로 늘리십시오.

· 목표 체중이 4.5kg이 남을 때까지, 지속 감량 단계를 계속 진행
  하십시오.

· 단백질과 지방은 앳킨스 식단의 주영양소입니다.

· 새로운 음식을 한 번에 하나씩 추가하십시오.

· 새로운 음식이 체중과 식욕을 증가시키거나 신체의 이상증상이
  생긴다면, 즉시 새로운 음식을 중단하십시오.

자주 묻는 질문

질문 견과류와 씨앗류는 탄수화물을 함유하고 있는데, 지속 감량 단계에서 괜찮을까요?

답변 앳킨스 영양학은 탄수화물을 먹지 않는 식단이 아닙니다. 탄수화물 섭취를 제한하지만, 가장 영양가가 높은 탄수화물을 먹는 것입니다. 견과류와 씨앗류의 종류에 따라 지방, 단백질, 탄수화물의 비율이 다릅니다. 처음 전환 단계 2주 동안은 먹지 않는 게 좋습니다.

하지만 지속 감량 단계에서 꾸준히 감량을 계속하고 있다면 적합한 견과류를 섭취하십시오. 견과류는 치즈와 함께 체중 감량을 위해 추천하는 첫 번째 음식이라는 것을 말씀드리고 싶습니다. 다만 견과류와 씨앗류는 알레르기 반응을 일으킬 수 있는 곰팡이를 포함할 수 있음에 유의하십시오. 그래서 견과류는 냉동 보관하는 것이 좋습니다. 또한 견과류는 적당히 먹는 것이 어렵기도 합니다. 자꾸 손이 갑니다. 너무 먹지 않도록 30~60그램 패키지를 구입하길 권유합니다.

질문 지속 감량 단계에서 술을 마셔도 되나요?

답변 몸은 알코올을 태울 때, 지방을 태우지 않습니다. 술을 마시는 것은 체중 감량을 멈추게 하는 것이 아니라 지연시킵니다. 알코올은 글리코겐으로 저장되지 않기 때문에 알코올이 다 소모되면, 즉시 지방 분해로 돌아갑니다. 하지만 알코올 섭취는 일부 사람들에게 효모 관련 증상을 증가시키고, 체중 감량을 방해할 수 있다는 것을 명심하십시오. 지속 감량 단계에서는 스카치, 보드카, 진, 소주와 같은 증류수는 허용됩니다. 가끔 와인 한 잔 정도는 좋습니다. 설탕이 함유된 주스, 토닉 워터 또는 당분이 함유된 탄산음료와 섞지 마십시오. 갑자기 체중이 줄지 않으면 알코올 섭취를 중단하십시오.

앳킨스 박사의 요점 정리

- 지속 감량 단계를 진행할 때, 체중 감량 속도는 점차 느려집니다. 이것은 정상입니다.
- 탄수화물 섭취를 점진적으로 늘림으로써 자신만의 맞춤형 식단을 만들 수 있습니다.
- 개개인의 체중 감량 속도는 대사 저항성에 따라 다릅니다.
- 체중 감량 속도를 높이려면 활동 수준을 높이세요.
- 냉장고 문 앞에 과거의 사진을 붙여 놓으세요.
- 식당에서 튀긴 음식은 사양하십시오.
- 베리류, 치즈, 견과류 그리고 크림과 함께 드세요.

☞ 편집자 코멘트

지속 감량 단계는 전환 단계 식단에 견과류 & 씨앗류와 저탄수 과일베리류를 추가한다고 생각하면 이해가 쉽습니다. 다음은 앳킨스 식단을 단순화한 예시입니다. 자신만의 맞춤형 식단을 만들어 보세요.

· 전환 단계

　허용 음식고기, 생선, 계란, 해산물 + 십자화과 채소 + 치즈, 버터, 오일

· 지속 감량 단계

　전환 단계 + 견과류 & 씨앗류 + 저탄수 과일베리류

13장
체중 고원을 건너는 방법

체중 감량 엔진이
일시 정지되는 것은 흔한 일입니다.
정상의 길목에 있는
체중 고원일 수 있습니다.
자신이 머물고 있는 곳이 어디인지를 알아야 합니다.
인내심을 가지십시오.
기다림의 여유가 필요할 때입니다.

체중 감량 엔진이
정지되었나요?

낙담하지 마세요. 당신은 지금 고지를 향해 성공적인 등정을 하고 있습니다. 얼마 남지 않았습니다. 지루하고 힘겨울 수 있습니다. 체중 감량의 엔진이 일시 정지되는 것은 흔한 일입니다. 이런 현상은 보통 앳킨스 프로그램의 후기 단계에서 일어나는데, 체중이 쉽게 빠진 후에 일어납니다. 지금 서 있는 곳이 어디인지 판단하기 힘들지도 모릅니다. 정상을 향해 가는 중간의 **고원**plateau일 수 있습니다. 정말 중요한 것은 자신이 머물고 있는 곳이 어디인지를 알아야 한다는 것입니다. 많은 사람들이 살을 빼려고 할 때, 체중계에 집착하는 경향이 있습니다. 체중계의 숫자가 3일 동안 계속 변하지 않을 때 화를 내는 사람들이 있습니다. 만약 4주 동안 아무런 변화가 없다면, 이런 분들의 상태가 어떨지 상상이 갑니다. 다음 2가지를 기억하십시오.

첫째, 우리 몸은 기계가 아닙니다. 다른 사람의 몸을 복제한 아바타도 아닙니다. 자신만의 생체 시스템과 시간표를 가지고 있습니다. 몸은 장기적으로는 자신의 의지대로 움직입니다. 하지만 단기적으로는 몸의 필요에 의해 스스로 작동될 수 있습니다. 이런 현상을 우리는 이해하지 못할 수도 있습니다. 그렇다고 화내지는 마십시오. 신비한 몸의 시스템이 아니었다면, 우리는 여기까지 오지 못했을 것입니다. 인내심을 가지십시오. 기다림의 여유가 필요할 때입니다.

둘째, 체중 감량이 성공의 유일한 척도는 아닙니다. 혹시 과거보다 기분이 좋아졌나요? 과거보다 더 활기를 느끼고 있습니까? 그렇다면, 몸에 변화가 일어나고 있는 증거입니다. 혹시 옷이 좀 더 헐렁해졌나요? 허리 사이즈가 줄어들고 있나요? 그럼, 곧 체중계의 숫자도 변화가 있을 것입니다.

체중 고원의 악당들

혹시 4주가 지났음에도 허리둘레는 변함없고, 체중은 1kg도 빠지지 않았습니까? 그럼, 다음 가능성을 고려해보세요. 사람들은 1~2주 후 체중 감량이 되지 않을 때 좌절하곤 합니다. 충분히 이해합니다. 하지만 조금만 생각해보면 무엇이 잘못되었는지 알 수 있습니다. 약물 복용은 체중 감량의 엄청난 장애물입니다. 호르몬 치료나 피임약과 같은 약물을 복용하고 있다면, 신진대사에 영향을 미칠 수 있습니다. 과도한 회사 업무로 인한 스트레스도 호르몬에 영향을 미칠 수 있습니다.

생활 습관의 급격한 변화는 에너지 대사 속도에 영향을 미칠 수 있습니다. 활동량이 줄어서 에너지 소모량이 줄어든다면 신진대사가 느려지는 경향이 있습니다. 혹시 최근에 탄수화물 함량이 높은 음식을 먹지 않았나요? 회사의 회식은 잠자고 있던 음식 욕망을 강력하게 소환합니다. 자신도 모르게 신진대사 반응을 유발하는 특정한 음식을 먹었을지 모릅니다. 특정 음식은 체중 고원에 머물게 합니다. 체중 고원을 만드는 장애물들에 대해 살펴보겠습니다. 체중 고원의 원인을 찾아야 합니다. 체중 감량을 위협하는 심각한 문제들을 살펴보도록 하겠습니다.

칸디다 알비칸스

오랜 시간 당분이 높은 식단을 먹어왔다면, **칸디다 알비칸스**Candida albicans가 소화관에 과도하게 성장해 있을 가능성이 높습니다. 칸디다 알비칸스는 효모Yeast라고 불리는 곰팡이입니다. 이 미생물이 과다 증식되면 변비, 설사, 가스, 붓기, 속쓰림, 복통, 직장 또는 질 가려움 등의 증상이 동반됩니다. 피로, 우울증, 두통, 콧물, 뇌안개와 같은 증상도 발생할 수 있습니다. 이 경우는 상한 치즈나 부패한 견과류에서 발생하는 알레르기의 징후입니다. 이러한 증상 이외에도 칸디다균은 당분에 대한 갈망을 유발함으로써 체중 감량을 방해합니다.

음식 과민증

음식 알레르기가 체중 감량에 주요 장애물이 될 수 있습니다. 더 정확하게는 **음식 과민증**food intolerances이라고 부릅니다. 자신도 모

르는 사이에 알레르기 음식을 먹었을 수 있습니다. 대표적인 용의자
는 바로 **글루텐**gluten입니다. 글루텐은 밀에 숨겨져 있는 단백질입니
다. 미국인의 10%가 글루텐 불내증 증상을 보이고 있습니다. 다른
용의자들도 있습니다. 우유, 치즈, 계란, 콩입니다. 알레르기가 있는
음식은 위장이나 호흡기 질환, 관절통, 피부발진 등의 증상으로 나타
날 수 있습니다. 알레르기 음식은 식탐을 만들어 내며, 식탐은 혈당
을 불안정하게 합니다. 음식 과민증의 범인을 찾아내야 합니다.

갑상선 기능 저하

갑상선은 매우 중요한 기관입니다. 작은 나비 모양의 갑상선은 우
리 세포의 에너지 생산을 조절합니다. 나이가 들거나 호르몬 불균형
이 생기면 갑상선의 기능이 떨어질 수 있습니다. 체중 감량을 막는
가장 유력한 용의자는 바로 **갑상선 기능 저하**hypothyroidism입니다.
기초대사는 느려지며, 과체중의 늪에 빠질 수 있습니다. 갑상선 기능
저하는 의사의 도움이 꼭 필요한 문제입니다. 다행히 갑상선 기능 저
하증에 대한 치료는 간단하며 효과적입니다. 만약 체중이 정체되어
있다면 갑상선의 문제를 고민해 봐야 합니다. 장기간의 다이어트는
때때로 갑상선 기능을 감소시킵니다. 갑상선 기능 저하에 주의를 기
울이면, 다시 정상 궤도에 오를 수 있습니다.

체중 고원을 탈출하세요

혹시 초심을 잃지는 않았나요? 목표를 잃어버린 것은 아닙니까? 우리는 수많은 실수의 피해자입니다. 일주일 동안 무엇을 먹었는지 몇 주 전 식단과 비교해 보세요. 탄수화물 섭취량을 5그램보다 더 많이 늘려서 섭취했을 수도 있습니다. 과거를 찬찬히 복기해 보길 바랍니다. 지난 일주일 동안 정확히 무엇을 먹었는지 살펴보고 몇 주 전에 먹었던 것과 비교해 보세요. 실제 탄수화물을 계산해 보면 5~10그램이 아니라 30그램을 더 먹는 경우도 많습니다. 그래서 **음식 일기**는 필수적인 도구입니다. 문제점들을 한번 살펴보겠습니다.

- 식품업자들은 식품에 설탕을 첨가함으로써 맛을 보완한다는 것을 항상 기억하세요. 가공식품은 건강을 파괴하는 최대의 적입니다. 냉장고를 점령하고 있는 가공식품을 지금 당장 쓰레기통에 던져버리세요.
- 음식에 숨겨진 탄수화물을 확인하세요. 샐러드 드레싱, 소스, 통조림은 액상과당과 같은 당분이 다량 포함되어 있습니다.
- 조미료를 조심하세요. 바비큐 소스, 케첩, 샌드위치 스프레드는 다량의 설탕이 첨가되어 있습니다. 데리야키 소스, 레몬주스, 발사믹 식초에도 설탕이 담겨 있습니다.
- 아스파탐과 같은 인공감미료를 피하세요. 임상 연구에 의하면 아스파탐의 섭취로 인해 체중 감소 속도가 느려지는 것으로 나

타났습니다. 인공감미료는 혈당이 없지만 인슐린 분비를 높이는 것으로 보입니다.

· 과도한 카페인은 저혈당 반응을 일으켜 음식에 대한 욕망을 유발합니다. 카페인 음료를 끊는 것은 쉽지 않습니다. 하지만 제 경험상 카페인을 제거할 경우 다시 체중 감량이 시작되었습니다.

· 치즈와 견과류를 너무 많이 먹지 마세요. 허용 가능한 음식들이지만 소량의 탄수화물을 함유하고 있습니다. 과도한 치즈와 견과류 섭취를 줄여보세요.

체중 감량의 엔진이 왜 멈췄는지 찾아보세요. 만약 몇 가지 실마리를 찾았다면 체중 감량이 정체되는 원인을 알게 된 것입니다. 중년의 나이라면 20대처럼 날씬한 몸매가 되기 힘들 수도 있습니다. 하지만 포기하지 마세요. 다시 지방을 태우는 엔진을 가동할 수 있습니다. 다시 탄수화물을 조금 줄여보세요. 케톤 검사 스트립이 다시 보라색으로 변할 때까지 탄수화물 수준을 점진적으로 5그램씩 낮추는 것이 좋습니다. 이 모든 노력이 실패하면 다시 전환 단계로 돌아갈 시간입니다. 3~5일 전환 단계를 한다면 체중계의 숫자는 다시 움직이기 시작할 것입니다.

앳킨스 영양학을 평생 유지할 생각이라면 운동하는 데 에너지를 투자하면 좋겠습니다. 우리 몸은 움직이도록 설계되어 있습니다. 앉아있는 것은 부자연스러운 선택입니다. 사무실에 앉아서 일하는 것은 절대 자연스럽지 못합니다. **운동**은 선택이 아니라 필수입니다. 전혀 운동하지 않는 것은 앳킨스 영양학을 제대로 하지 않는 것입니다. 체중 고원을 지나가는 가장 멋진 방법은 바로 운동을 추가하는 것입니다. 확신합니다. 우리는 결국 승리할 것입니다.

자주 묻는 질문

질문 남성들에게 이점이 있나요?

답변 네, 그렇습니다. 남성들은 3가지 측면에서 유리합니다. 첫째, 일반적으로 남성이 여성보다 근육량이 많기 때문에 칼로리 소모가 더 많습니다. 둘째, 여성의 몸은 호르몬 변화에 훨씬 더 민감하며, 혈당과 인슐린 반응에 큰 영향을 미칠 수 있습니다. 마지막으로, 에스트로겐 호르몬은 갑상선 기능을 억제하고, 여성들의 신진대사를 느리게 하여 체중 감량을 더 어렵게 만듭니다.

앳킨스 박사의 요점 정리

- 체중 고원은 체중 감소 단계에서 나타나는 자연적인 현상입니다.
- 체중 고원의 원인은 약물 복용, 스트레스, 효모, 갑상선, 음식 과민증에 있습니다.
- 체중 고원은 음식에 숨겨진 탄수화물, 즉 설탕을 경계하지 않을 때 나타납니다.
- 음식 일기와 탄수화물 계산 도구는 체중 감량의 방해 요인을 파악할 수 있는 강력한 도구입니다.
- 아스파탐과 같은 인공감미료를 피하세요. 과도한 카페인, 치즈, 견과류 그리고 조미료를 제거하세요. 그러면 체중 고원을 돌파할 수 있습니다.
- 하루 탄수화물 섭취량을 5그램 줄이고, 필요하다면 10그램 줄이세요. 체중 감량이 계속해서 정체된다면, 3~5일 동안 전환 단계로 다시 돌아가십시오.

☞ 편집자 코멘트

음식의 탄수화물을 계산하는 것은 앳킨스 영양학을 진행하는 데 있어 매우 중요한 요소입니다. 음식에 대한 탄수화물, 단백질, 지방 영양소를 파악하기 위해 **탄수화물 계산 도구**를 활용하시기 바랍니다. FAT SECRET과 같은 무료 어플리케이션을 활용하는 것을 추천 드립니다. 개별 음식의 탄단지 비율을 바로 확인할 수 있습니다. 일정 기간 식단 어플을 활용하다 보면, 주로 먹는 음식에 대한 탄수화물 함량과 숫자에 익숙해질 것입니다.

14장
3단계 미세 조정
감량 '속도'를 늦추세요

목적지가
얼마 남지 않았습니다.
지금까지 달려온 자신을 축하해주세요.
지금은 잠시 속도를 늦춰야 할 때입니다.
우리의 최종 목표는
체중 감량이 아닙니다.
마법의 숫자를 평생 유지하는 것입니다.
이제 자신만의
평생 식단을 만들어야 합니다.

특별한 경험,
친구들이 몰라볼 때

필 몬테Phil Monte는 35세의 교정국 직원입니다. 그는 파스타, 빵, 감자로 가득한 식단을 매일 점심에 먹었습니다. 식사 후 쏟아지는 식곤증을 이길 수 없었습니다. 교도소 내 수감자들의 시끄러운 소음에도 불구하고 낮잠을 자야만 했습니다. 그럼에도 몸은 항상 젖은 스펀지처럼 처져 있었습니다. 그러던 중 친형이 앳킨스 영양학을 통해서 엄청나게 살을 뺐다는 소식을 듣게 되었습니다. 이를 계기로 앳킨스 영양학에 도전하게 되었습니다. 필은 15kg을 감량했고 HDL 콜레스테롤 수치가 90으로 호전되었습니다. 담당의사는 혈액검사를 보면서, 다음과 같이 말했습니다.

"당신은 심장병에 걸리지 않을 것입니다!"

이제 필은 함께 일하는 사람들 사이에서 다이어트 전문가가 되었습니다. 더욱 놀라운 변화가 찾아왔습니다. 그는 잊힌 꿈에 도전하고 있습니다. 골프대회에 출전하고 골프 관련 강의를 하고 책을 출판했습니다. 모두 높아진 에너지 덕분입니다.

"녹색 채소와 함께 고기를 먹습니다. 닭고기, 양배추, 마늘, 풋고추, 양파, 간장을 넣고 볶는 것을 좋아합니다. 얼마 전 여동생의 결혼식에 참석했는데, 과거 친한 친구들이 저를 알아보지 못하더군요. 정말 **특별한 경험**이었습니다! 자신에게 가장 큰 칭찬이 되었고요."

미세 조정Fine Tuning 단계는 체중을 영원히 조절하는 데 있어 매우 중요합니다. 훨씬 더 중요한 것이 있습니다. 바로 '**당신의 건강**'입니다. 심혈관 질환, 고혈압, 당뇨병의 위험을 줄이는 가장 효과적인 방법은 무엇일까요? 건강한 체중을 유지하는 것입니다. 스스로 건강을 지킬 수 있습니다. 외모보다 더 중요한 것은 자신에 대한 느낌과 감정입니다. 타인에게 인정받는 외모보다 내면의 행복이 훨씬 더 중요합니다. 자신에게 충실하며, 삶을 사랑하는 방식을 찾으시기 바랍니다. 기분이 좋아졌나요? 과거보다 더 활기를 느끼고 있습니까? 그렇다면, 몸에 변화가 일어나고 있는 증거입니다. 혹시 옷이 좀 더 헐렁해졌나요? 허리 사이즈가 줄어들고 있나요? 그럼, 곧 체중계의 숫자도 변화가 있을 것입니다.

속도를 줄이세요

거의 다 왔습니다. 정말 목적지가 얼마 남지 않았습니다. 당신은 이제 **4.5kg만 감량하면** 목표 체중을 달성할 수 있습니다. 지금까지 달려온 자신을 축하해주세요. 충분한 자격이 있습니다! 여기서 주의사항 하나를 말씀드리겠습니다. 싫어할 수도 있지만 중요한 사항이니 귀기울여 주세요. 지금은 잠시 멈춰야 할 때입니다. 앳킨스 영양학의 미세 조정 단계에서는 정반대로 할 것을 강력히 권합니다. 4단계 평생 유지는 목표 체중을 달성하는 시점입니다. 평생 유지 단계까지는 체중 감량을 거의 느낄 수 없을 정도로 천천히 진행하십시오. 목적지가 바로 코 앞에 보이기 때문에, 제 조언이 매우 힘들다는 것을 잘 압니다.

하지만 기억하세요! 우리의 궁극적인 목표는 체중 감량이 아닙니다. 진정한 목표는 그 마법의 숫자를 영원히 유지하는 것입니다. 그래서 목적은 달려져야 합니다. 지금 필요한 것은 자신만의 평생 식단을 만드는 것입니다. 지속 감량 단계에 진입했을 때, 일부러 더 많은 탄수화물과 더 다양한 메뉴를 추가함으로써 체중 감량을 늦추었습니다. 이제 더 천천히 진행할 것을 부탁드립니다. 음식에 대해 더 많이 배우기를 바랍니다. 이번 과제는 **일주일에 0.5kg 미만**으로 체중 감량이 되도록 탄수화물 섭취를 늘리는 것입니다. 이 단계에서는 최소 한 달 이상, 아니 2~3달이 걸려도 좋습니다. 헛소리처럼 들린다고요? 충분히 그럴 수 있습니다. 목적지가 바로 코 앞인데, 속도를 줄이라고 하니까요. 그 마음을 너무나 잘 알고 있습니다.

미세 조정 단계는 연습면허 단계입니다. 정식 운전 면허증이 있어야만 도로 밖으로 나갈 수 있습니다. 정식으로 운전대를 잡으려면, 좀 더 연습이 필요합니다. 그래야 혼자 고속도로를 타도 안전합니다. 그렇기 때문에 3단계 미세 조정과 4단계 평생 유지를 비슷하다고 보지 않는 것이 중요합니다. 하나는 훈련 프로그램이고, 다른 하나는 라이프 스타일입니다. 미세 조정 단계를 건너뛰고 평생 유지 단계로 가지 않기를 간청합니다. 영구적으로 감량된 체중을 유지하려면, 미세 조정 단계가 반드시 필수입니다. 다시 한번 말씀드립니다. 미세 조정 단계를 생략하면 장기간 체중 감량을 유지할 때 실패할 가능성이 높습니다.

미세 조정 단계를 하는 방법

지속 감량 단계를 통해서 탄수화물 섭취를 매주 5그램씩 늘리는 방법을 배웠습니다. 이제 더 높은 기어로 변속하고 운전을 할 것입니다. 계속해서 체중 감량이 된다면, 미세 조정 단계에서는 **매주 하루 탄수화물 수치를 10그램씩 증가시키십시오!** 새로운 음식의 종류를 천천히 늘리고, 탄수화물을 서서히 증가시키세요.

만약 목표 체중에 도달했다면, 한 달 정도 그 수준을 유지하세요. 살이 찌지 않으면서 그 수준을 유지할 수 있는지 판단하기 위해서입니다. 다시 살이 찌기 시작하면 섭취 탄수화물을 10그램 다시 줄이십시오. 아직 목표 체중에 도달하지 않았다면 다시 이전 수준으로 돌아갈 필요가 있습니다. 체중의 증가와 유지 그리고 감량은 종이 한 장의 차이입니다. 다시 한번 강조합니다. 이 속도는 궁극적인 성공에 매우 중요합니다. 새로운 음식을 천천히 그리고 신중하게 계속 추가해서 좋은 식습관을 동시에 배우세요. 자신의 신진대사가 통곡물, 콩류, 녹말이 많은 채소와 같은 '문제' 음식들에 적응할 수 있는지 발견하게 될 것입니다.

미세 조정 단계에 대한 다른 접근법은 지속 감량 단계처럼 계속해서 먹고 일주일에 2~3회 20그램의 탄수화물 간식을 자신에게 허락하는 것입니다. 과일 한 조각이나 녹말이 많은 채소, 예를 들어 현미나 고구마를 드세요. 화이트 와인 한 잔, 담백한 맥주 한 잔도 좋습니다. 신진대사의 저항력이 강하지 않다면 그런 간식을 더 자주 즐길 수 있습니다.

미세 조정 단계를 위한 또 다른 방법은 일주일의 탄수화물 섭취량을 평균화하는 것입니다. 예를 들어 오늘은 60그램으로, 내일은 100그램으로 진행할 수도 있습니다. 매 식사 시 많은 양의 지방, 단백질 및 섬유질을 섭취하여 체내 포도당 부하를 늦출 수 있도록 하십시오. 하지만 이러한 변형이 음식 갈망을 일으킨다면 기존대로 탄수화물 섭취를 일정하게 유지하는 것이 최선입니다.

미세 조정 단계의 규칙

· 하루 탄수화물 섭취량을 매주 10그램 이하로 늘리세요.
· 새로운 음식을 한 번에 하나씩 추가하세요.
· 체중이 증가하면 탄수화물 섭취를 낮은 수준으로 떨어뜨리십시오.
· 적절한 지방과 단백질 섭취를 계속하세요.

· 비타민과 미네랄 보충제를 꾸준히 섭취하세요.

· 폭식하지 않는 법을 탐구하기를 바랍니다.

· '요요' 현상을 예방해야 합니다. 건강에 좋지 않은 음식을 항상 염두에 두세요.

· 평생 먹을 수 있는 자신만의 방법을 개발하세요.

위 규칙들은 미세 조정 단계가 왜 중요한지를 말해 줍니다. 평생 함께 해야 할 탄수화물 제한에 적응하는 단계이기 때문입니다. 이 단계는 더 느린 속도로 살을 빼면서 체지방 분해를 더디게 합니다. 따라서 지방 분해에 의한 자연스런 식욕억제는 상당히 감소합니다. 혈당조절이 잘 되지 않고 식탐이 생길 수 있습니다. 그렇다면 다시 과거의 단계로 돌아가야 합니다. 미세 조정 단계를 진행하는 동안에는 케토시스에 진입하지 않을 가능성이 높습니다. 하지만 여전히 지방을 태우고 있습니다. 탄수화물 섭취량에 따라 몸은 지방 분해와 포도당 대사 사이를 계속해서 오갑니다. 음식 욕구가 생긴다면 조금 더 먹어도 괜찮습니다. 다만 배부르게 먹는 것과 만족하게 먹는 것의 차이를 배워야 합니다. 지금은 과식할 때가 아닙니다.

10의 힘!

- 다음 음식들은 각각 약 **10그램의 탄수화물**을 포함하고 있습니다.
- 채소, 녹말, 콩과류의 수치는 조리된 경우를 말합니다.

견과류
아몬드 1/2컵
캐슈넛 1/4컵
헤이즐넛 1/2컵
마카다미아 1/2컵
잣 1/2컵
피칸 3/4컵
피스타치오 1/4컵
호두 3/4컵
호박씨 1/3컵
참깨 1/3컵
해바라기씨 2온스

전분이 많은 채소
당근 1/2컵
겨울호박 1컵
고구마 1/4컵
완두콩 1/2컵
질경이 1/4컵
비트 1/4컵
파스닙 1/3컵
렌틸콩 1/4컵
강낭콩 1/4컵
검은 콩 1/4컵
리마콩 1/4컵
병아리콩 1/4컵

과일
사과 1/2개
체리 12개
복숭아 1개
포도 12알
딸기 1컵
메론 1/2컵
자몽 1/2개
키위 1개
수박 1컵
자두 1개
바나나 1/3개
망고 1/3개

곡물
현미 1/4컵
오트밀 1/2컵
옥수수 알갱이 1/4컵
통밀빵 1슬라이스
통밀 1/3컵
보리 1/4컵

음식 중독이 재발한다면

음식 강박과 갈망이 재발할 수 있습니다. 특정한 음식에 대한 알레르기와 음식 과민증이 결합되어 중독을 만들 수 있습니다. 주의 깊게 자신을 관찰하십시오. 진정한 자기 통제를 위한 싸움이 시작되고 있는 것입니다. 음식 중독은 다분히 육체적이며, 본능적입니다. 예를 들어, 파스타와 같은 탄수화물 음식에 육체가 자동적으로 반응하는 것입니다. 음식 마법에 걸려있는 거지요. 음식 중독은 부끄러운 일이 아닙니다. 그것은 신진대사의 반응일 뿐입니다. 그래서 자기통제를 위한 싸움이 필요한 이유입니다.

오랜 기간 익숙해진 탄수화물에 대한 욕망은 자신의 의지보다 강합니다. 그 욕망을 가볍게 보지 마세요. 탄수화물의 욕망이 찾아오는 순간, 우리 몸은 비상사태에 직면하게 됩니다. 갈망을 통제할 수 있을 때까지 며칠간 전환 단계로 다시 돌아가야 합니다. 미세 조정 단계를 주의 깊게 진행하면 음식 갈망을 제어할 수 있습니다.

자주 묻는 질문

질문 왜 식욕이 늘었을까요? 어떻게 하면 식욕을 관리할 수 있을까요?

답변 식욕은 더 이상 지방 분해가 진행되지 않을 때 소리 없이 찾아옵니다. 아니면 혈당을 불안정하게 만드는 음식을 추가했을 때, 감춰진 식욕은 본색을 드러냅니다. 추가한 음식 목록에서 설탕과 정제된 곡물의 함량을 체크하세요. 단백질과 지방의 적절한 섭취가 유지되고 있는지 확인하십시오. 그렇다면 식욕에 대한 갈망을 덜 수 있습니다. 모든 시도가 실패한다면 음식에 대한 갈망이 사라질 때까지 잠시 음식 추가를 중단하세요.

앳킨스 박사의 요점 정리

- 미세 조정 단계는 목표 체중을 달성하는 과정입니다. 목표 체중에서 4.5kg이 남았습니다. 느린 속도로 줄여 가시기 바랍니다.
- 음식을 천천히 추가하면서 탄수화물 섭취를 매주 10그램씩 늘리세요.
- 미세 조정 단계의 성공 비결은 2~3개월 동안 매주 0.5kg 미만 감량하면서 천천히 진행하는 것입니다.
- 건강한 체중을 유지하는 것은 심혈관 질환, 고혈압, 당뇨에 대한 장기적인 위험을 줄이는 가장 좋은 치료입니다.
- 체중 증가, 유지 그리고 감량의 경계는 종이 한 장 차이입니다.
- 미세 조정 단계를 운전자 교육으로 생각하십시오.
- 외식할 때, 종업원에게 밥이나 감자를 채소로 바꿔 달라고 요청하세요.

☞ 편집자 코멘트

미세 조정 단계는 지속 감량 단계에 콩과 식물, 모든 과일, 녹말 채소, 통곡물을 추가한다고 생각하면 이해가 쉽습니다. 다음은 앳킨스 식단을 단순화한 예시입니다. 자신만의 맞춤형 식단을 만들어 보세요.

- 전환 단계

  허용 음식고기, 생선, 계란, 해산물 + 십자화과 채소 + 치즈, 버터, 오일

- 지속 감량 단계

  전환 단계 + 견과류 & 씨앗류 + 저탄수 과일베리류

- 미세 조정 단계

  지속 감량 단계 + 콩 + 과일 + 녹말 채소 + 통곡물

15장
앳킨스 영양학에 대한
157가지 팩트 체크

저지방 음식을 먹으면
건강에 좋을 것이라는 믿음이
아직도 유령처럼 배회하고 있습니다.
이러한 믿음은
명백한 오류이며, 편협한 정보입니다.
잘못된 거짓선동이
비만 전염병을 확산시켰으며,
암울한 상황은 지금도 변함이 없습니다.

많은 사람들이 앳킨스 영양학이 이상적인 식단이라는 사실을 왜 아직도 인정하지 않을까요? 앳킨스 영양학은 아직 주류가 아닙니다. 그 이유는 무엇일까요? 그것은 잘못된 편견 때문입니다. 앳킨스 영양학에 대해 비판적인 기사를 접했다면 탄수화물 제한 식단에 대해 복잡한 감정을 느낄지도 모릅니다. 당연합니다. 그렇다면 걱정을 덜어드리겠습니다. 물론 앳킨스 영양학이 일부 사람들에게 탁월한 효과를 발휘하지 못할 수도 있습니다. 이 프로그램은 비만과 당뇨 그리고 질병 치료를 위한 **선택적 치료**selective treatment인 것은 분명합니다. 다만 앳킨스 영양학에 대한 잘못된 편견은 수정되어야 합니다. 왜냐하면 도움이 필요한 사람들의 자유로운 선택권을 박탈하기 때문입니다. 잘못된 편견은 악성 전염병을 전파하는 것과 같습니다. 우리들의 건강과 행복 그리고 너무나 많은 것이 달려있기 때문입니다.

거짓 1. 케토시스는 위험하고 다양한 의학적인 문제를 일으킨다.

진실 1. 우리의 몸은 에너지를 얻기 위해 2개의 연료 공급 시스템을 가지고 있습니다. 우리의 주요 연료는 탄수화물을 통해 포도당을 공급받습니다. 매일 '균형 잡힌' 식사를 하는 사람들은 사실상 모든 에너지를 포도당에서 얻습니다. 포도당 공급을 멈추면 우리 몸에 저장된 소량의 포도당글리코겐이 소진됩니다. 글리코겐이 모두 소진되면 우리 몸은 최대 48시간 안에 케톤을 에너지로 공급합니다. 체내에서 케톤이 발생하면 케토시스 상태에 진입하는 것입니다. 케토시스는 낮은 수준의 탄수화물을 섭취할 때 발생합니다. 케톤은 소변과 호흡으로도 분비됩니다. 이는 지극히 정상적이고 자연스러운 상태입니다. 케톤을 더 많이 방출할수록 더 많은 지방이 분해됩니다.

잘못된 정보 중 하나는 케톤이 우리 몸에 위험한 수준까지 높아질 수 있다는 주장입니다. 연구에 따르면 케톤은 체내에서 매우 엄격하게 조절되며 건강한 사람은 정상 범위를 넘어 증가하지 않습니다. 몸은 혈당과 pH 수치를 조절하는 것과 같은 방식으로 케톤 수치를 조절합니다. 제 경험에서 과체중 환자들은 케톤을 통해 몸이 필요한 에너지를 충분히 충족했습니다.

케토시스에 대한 혼란은 제1형 당뇨병 환자들에게서 발견되는 케톤산증으로 오인해서 벌어집니다. 이런 상황은 혈당이 통제 불능 상태이고, 인슐린을 생산할 수 없을 때 발생합니다. 케토시스와 케톤산증을 명확히 구별해야 합니다. 건강한 사람에게 케톤산증이 발생하는 것은 불가능합니다. 케토시스 상태에서 아세톤 냄새와 변비와 같은 가벼운 증상을 경험할 수 있습니다. 하지만 다른 합병증이나 부작용은 없습니다. 뼈의 건강 상태도, 신장 기능도 안정적이었습니다. 나쁜LDL 콜레스테롤 수치와 중성지방 수치도 유의미하게 떨어졌습니다. 다만, 중증 당뇨병 환자, 알코올 중독자, 장기간 단식을 하는 사람은 정상 범위를 넘어 케톤이 증가할 수 있습니다.

거짓 2. 앳킨스 영양학은 칼로리가 제한적이기 때문에 체중 감량에 효과가 있다.

　진실 2. 앳킨스 영양학은 칼로리 섭취를 제한하지 않습니다. 앳킨스 영양학을 하는 사람들은 덜 배고프며, 더 이상 음식에 집착하지 않게 됩니다. 왜 그럴까요? 첫째, 하루 종일 안정적인 혈당은 배고픔을 덜 느끼게 하며 음식 갈망을 잠재웁니다. 둘째, 고기, 생선, 치즈, 견과류, 달걀, 저녹말 채소와 과일들은 영양가가 높습니다. 영양소 밀도가 높은 음식은 만족감을 높이기 때문에 음식 욕구를 덜 느끼게 합니다.

거짓 3. 앳킨스 영양학을 통해 줄어든 체중은 지방이 아닌 대부분 '수분'이다.

　진실 3. 앳킨스 영양학의 전환 단계를 포함한 첫 주 동안 체중 감량의 일부는 수분 감소 때문입니다. 수분이 먼저 감소하는 이유는 저장 포도당인 글리코겐이 소모되면서 함께 수분도 배출되기 때문입니다. 포도당이 몸에 저장되기 위해서는 반드시 물이 필요합니다. 구체적으로 포도당 1그램이 저장되기 위해서는 물 3그램을 필요로 합니다. 탄수화물 제한을 시작하면, 몸은 탄수화물 대신 지방을 태우는 에너지 시스템으로 전환됩니다. 그리고 체지방을 태우기 시작합니다. 이것이 핵심입니다. 감소된 수분은 오래지 않아 정상으로 돌아옵니다.

거짓 4. 앳킨스 영양학은 불균형하고 기초 영양이 부족하다.

진실 4. 앳킨스 영양학은 전형적인 탄수화물 식단보다 더 많은 영양소를 제공합니다. 체중 증가는 불균형한 식단에서 기인합니다. 인슐린의 과잉 생산은 체중 증가의 원인입니다. 인슐린을 정상화하는 가장 좋은 방법은 인슐린을 자극하는 음식 즉 탄수화물이 많이 함유된 음식을 제한하는 것입니다. 앳킨스 영양학의 전환 단계는 하루에 탄수화물 20그램만 허용합니다. 처음 단계가 가장 엄격합니다. 탄수화물 20그램은 브로콜리, 아스파라거스, 가지, 시금치와 같은 저녹말 채소들이 대신할 것입니다. 영양소가 부족할까요? 걱정하지 마세요! 전환 단계를 지나서 프로그램의 다음 단계를 시작하면, 탄수화물의 양을 올릴 수 있습니다. 이 단계부터는 영양 밀도가 높은 채소와 딸기와 같은 과일을 처방합니다.

거짓 5. 앳킨스 영양학을 하는 사람들은 피곤하고 에너지 수준이 떨어진다.

진실 5. 처음 며칠 간은 이런 문제가 발생할 수 있습니다. 몸이 새로운 대사 시스템에 적응하는 시간이 필요하기 때문입니다. 우리 몸은 탄수화물을 최대 48시간까지만 저장할 수 있습니다. 몸이 당대사에서 지방대사로 전환하는데 보통 3~4일이 걸립니다. 그 후부터는 처음에 피곤함을 느꼈던 사람들은 하루 종일 높은 에너지를 느끼며 머리가 맑아집니다. 왜 그럴까요? 혈당이 안정되고 영양의 균형을 찾고 있기 때문입니다.

거짓 6. 앳킨스 영양학은 너무 많은 단백질을 섭취하기 때문에 신장에 좋지 않다.

진실 6. 이러한 거짓된 주장이 많은 전문가들에게서 반복되고 있습니다. 하지만 어디에서도 제대로 보고된 연구가 없습니다. 저는 아직까지 실제 임상에서 신장 장애 사례를 만나보지 못했습니다. 단백질은 신장 문제의 원인과는 아무런 관련이 없습니다.

거짓 7. 앳킨스 영양학은 지방 함량이 높고, 지방은 담낭 질환을 일으킨다.

진실 7. 정반대입니다. 지방 섭취가 줄어들면 담석이 형성된다는 압도적인 과학적 증거가 있습니다. 하루 27그램의 지방만 제공하는 식단을 조사한 연구에서, 참가자들의 13%에서 담석이 발병했습니다. 지방을 섭취하지 않으면 담즙이 결석으로 결정화됩니다. 다만 과거에 결석이 발생했던 사람들은 고지방 식사로 어려움을 겪을 수 있습니다. 이러한 병력이 있다면, 섭취하는 지방의 수준을 천천히 높여야 합니다. 분명한 것은 담석이 하룻밤에 만들어지는 것이 아니라는 사실입니다. 앳킨스 영양학을 시작한 후 2주 후에 담석이 생겼다고 말하는 사람은 의학적 지식이 전혀 없는 것입니다.

거짓 8. 앳킨스 영양학은 칼슘 흡수에 좋지 않은 영향을 미친다.

진실 8. 앳킨스 영양학을 하는 동안 치즈, 브로콜리, 케일과 같은 음식에서 칼슘의 100%를 얻습니다. 미국 영양학 저널American Journal of Nutrition에 발표된 연구에서 남성 성인을 대상으로 육류 중심의 식단이 칼슘 대사에 미치는 영향을 장기적으로 관찰했습니다. 이 연구에서 육식 중심 식단은 체내 칼슘 균형에 문제가 없었으며 칼슘 흡수에는 큰 변화가 없었습니다.

거짓 9. 육류를 많이 섭취하는 것은 콜레스테롤 수치를 증가시켜 결국 심장병을 초래한다.

진실 9. 미국 정부와 모든 보건기관들은 지방이 심장병을 일으킨다고 믿고 있습니다. 정말 그들이 옳을까요? 과학적 증거들은 반대 방향을 가리키고 있다. 제프 볼렉Jeff S. Volek박사에 의해 수행된 연구에서는 탄수화물 제한 식단이 중성지방 수치 감소에 긍정적인 효과를 보여주고 있습니다. 이 연구는 20세~55세 건강한 남성 12명을 대상으로 8주 동안 앳킨스 영양학을 충실히 진행했습니다. 실험 종료 후, 피실험자들의 중성지방 수치는 평균 55%나 낮아졌습니다. 또한 고탄수화물 식단이 중성지방 수치를 증가시키고 HDL 콜레스테롤의 수치를 감소시킨다는 결과를 보여주었습니다.

거짓 10. 앳킨스 영양학은 탄수화물 제한 식단 중에서 '가장 극단적'이며 즉각적인 부작용을 일으킬 가능성이 높다.

진실 10. 탄수화물 제한 식단은 해롭지 않습니다. 부작용에 대한 우려는 전환 단계에서 잠시 있을 뿐입니다. 이 부작용은 포도당 대사에서 지방 대사로 전환하는 시기에만 존재합니다.

거짓 11. 앳킨스 영양학은 달콤한 음식을 갈망하게 만든다!

진실 11. 앳킨스 영양학은 설탕 중독을 벗어나는 가장 효과적인 치료법입니다. 갈망은 중독에서 비롯되며 중독에 대한 치료법은 금욕입니다. 앳킨스 영양학은 크롬과 글루타민 보충제의 도움으로 중독에 대한 갈망을 보완해줍니다. 제 경험상 탄수화물 제한 식단은 알코올과 담배를 포함한 다른 중독을 끊어내는 데에도 매우 효과적인 수단이 될 수 있습니다.

거짓 12. 앳킨스 영양학은 입냄새를 유발한다.

진실 12. 사실입니다. 앳킨스 영양학은 케톤 호흡을 유발합니다. 하지만 불쾌한 입냄새와는 다릅니다. 1단계전환에서 잠시 발생할 뿐입니다. 물을 더 많이 마시면 됩니다. 아세톤의 냄새가 입에서 난다면 지방을 태우는 대사로 전환되었다는 멋진 증거입니다.

거짓 13. 앳킨스 영양학은 육류와 지방을 먹기 때문에 프로그램을 중단하면 과거보다 더 나빠진다.

　진실 13. 프로그램을 중단하고 과거의 탄수화물 식단으로 돌아간다면 당연히 안좋아질 수 있습니다. 앳킨스 영양학은 단기 다이어트가 아닌 평생의 습관입니다. 프로그램의 철학과 원칙을 계속 지켜 나간다면 자신만의 최적 식단을 찾도록 도와줄 것입니다.

거짓 14. 앳킨스 영양학은 섬유질이 부족하기 때문에 변비를 유발한다.

　진실 14. 앳킨스 영양학은 시금치, 가지, 브로콜리, 아스파라거스와 같은 섬유질이 풍부한 채소를 포함합니다. 과거의 식단보다 더 많은 식물성 음식을 만나게 됩니다.

거짓 15. 앳킨스 영양학은 장기적으로 체중 감량을 할 수 없다.

　진실 15. 저칼로리 다이어트는 끊임없는 공복감을 유발합니다. 반면에 앳킨스 영양학은 단계별로 섭취 칼로리의 변화가 크지 않기 때문에 지속적인 체중 감량과 유지를 할 수 있게 도와줍니다.

16장
4단계 평생 유지
'목적지'에 도착했습니다

체중 유지는
야구경기에서 1루 주자와 비슷합니다.
1루 베이스에서 너무 떨어지면 안 됩니다.
투수의 견제구에 아웃 될 수 있습니다.
체중 그래프는
끊임없이 오르락내리락 반복할 것입니다.
최고의 체중 유지 방법은
그 변동폭을 최대한 작게 만드는 것입니다.
자신만의 균형점을 찾아가길 바랍니다.

자신을 축하해주세요

메리 앤 에반스Mary Anne Evans는 아이들을 출산한 후 꾸준히 체중이 늘어났습니다. 그녀는 40대 중반에 신장과 체중은 165cm, 95kg이었습니다. 그녀는 병원에서 운영하는 저칼로리 다이어트 프로그램에 참여한 적이 있습니다. 3개월만에 13kg을 감량했지만, 체중은 다시 과거로 돌아갔습니다. 수많은 다이어트를 시도했지만 모두 실패하고 말았습니다. 그녀는 이렇게 말했습니다.

"저는 평생 뚱뚱한 몸으로 살아갈 것만 같았어요."

그녀가 저를 찾아온 목적은 체중 감량이 아니었습니다. 몸이 아팠습니다. 자고 일어나면 항상 아침 부종에 시달리고 있었습니다. 수축기 혈압은 160으로 매우 높았고, 원인을 알 수 없는 알레르기와 극심한 피로에 시달렸습니다. 중년의 위기에 처해 있었습니다. 그녀는 앳킨스 영양학을 시작했고 이렇게 회상합니다.

"전환 단계를 시작하고 2주가 되었을 때, 기분이 좋아지고 더 많은 에너지를 느꼈습니다. 놀라운 사실은 배가 고프지 않았어요. 좋아하는 음식을 먹으며, 정말 편하게 살을 뺐어요. 그리고 변화가 찾아왔죠. 지금은 주말에 막내 아들과 캠핑을 한답니다. 지난 여름에는 꿈에 그리던 로키산맥도 올랐어요. 제 연구소 동료들은 저를 보고 놀란 표정을 짓곤 한답니다. 다이어트를 하고 있는 다른 여성 동료들은 지금도 항상 배고픔에 시달리고 있어요."

그녀는 앳킨스 영양학을 시작한 5주 뒤에 10kg을 감량했고 혈압은 120/78이 되었습니다. 9개월 후, 체중은 63kg이 되었습니다. 2년이 지난 지금, 저녁식사를 할 때 와인을 즐기며 풍족한 식사를 하고 있답니다. 다만 주로 먹는 탄수화물은 채소와 샐러드입니다. 당연히 에너지가 넘치고 혈압도 모두 정상입니다.

당신은 드디어 간절히 원했던 목적지에 도착했습니다! 자신을 위해 축하의 폭죽을 쏘세요! 비만한 사람들이 한 번도 경험하지 못한 곳에 서있습니다. 지금까지의 성공 경험은 자신의 삶에 많은 영향을 미칠 것입니다. 내 말에 동의가 되나요? 이제 옷장 속에서 잠자고 있던 옷들을 꺼내서 입어보세요. 자신을 축하하는 의미에서 새로운 옷을 구입해도 좋습니다. 그리고 주변 사람들이 하는 말들에 귀기울여 보세요. 체중 감량은 주위 사람들의 관심을 받게 됩니다.

이제 제가 좀 더 개입하겠습니다. 지금까지 신병훈련을 멋지게 완수하셨습니다. 체중 감량을 한 사람들은 대부분 과거의 체중으로 돌아간 경험이 있을 것입니다. 다이어트에 냉소적인 의사들은 '너무 체중 감량에 애쓰지 말라!'고 충고하곤 합니다. 저는 이러한 생각에 동의하지 않습니다. 다시는 과거의 체중으로 돌아가지 않게 만들 것입니다. 물론 선택은 자신의 몫입니다. 느린 체중 감량 단계인 미세 조정 단계에서 어느 날 본인이 평생 유지 단계에 있다는 것을 깨달았을 것입니다. 몸무게는 몇 주 동안 1~2kg 이내에서 일정하게 유지될 것입니다. 전환 단계에서 지속 감량 단계로 그리고 미세 조정 단계로 그리고 평생 유지 단계로 전환되는 시점을 정확히 정의하는 것은 쉽지 않습니다. 하지만 매일 의식적인 선택을 하게 될 것입니다.

평생 유지 단계를 하는 방법

당신은 목표 체중을 달성했습니다. 이제 다양한 음식을 통해서 더 많은 탄수화물을 섭취할 수 있습니다. 하지만 과거의 식사패턴으로 돌아가는 정식 면허증은 아닙니다. 많은 분들이 체중 감량에는 승리했지만, 체중 유지에 실패하는 경우가 많습니다. 목표 체중을 유지하기 위해서는 신진대사를 이해해야 합니다. **탄수화물 임계점**Critical Carbohydrate Level은 섭취해야 할 탄수화물 양을 알려줍니다. 체중은 1kg 내외에서 계속 변동될 것입니다.

〈체중 유지를 위한 탄수화물 그램 수준과 대사 저항성〉

대사 저항성	하루 탄수화물 범위
높음	하루 20-40그램
중간	하루 40-60그램
낮음	하루 60-90그램
규칙적인 운동*	하루 90그램 이상

* 규칙적인 운동은 일주일에 적어도 5회, 45분 동안 격렬하게 운동하는 경우를 말합니다.

과거의 나쁜 습관을 극복하고 현실적인 도전에 대처하는 법을 배워야 합니다. 체중 감량을 유지하는 것은 하나의 도전입니다. 스트레스를 받을수록 올바르게 먹어야 합니다. 그래야 스트레스의 영향을 줄일 수 있습니다. 우리의 본능은 끊임없이 설탕과 녹말을 찾는 경향이 있습니다. 명절과 특별한 날에 자신에게 면죄부를 부여할 수도 있습니다. 이러한 경우에 어떻게 대처해야 하는지 알아야 합니다.

체중 조절을 삶의 우선순위로 두십시오. 그 태도를 계속 유지한다면 성공은 계속될 수 있습니다. 한 가지 좋은 방법은 넉넉한 사이즈의 옷들을 모두 버리는 것입니다. 더 이상 타협할 수 없는 **자신만의 마지노선**을 만드십시오. 그러면 체중의 롤러코스터에서 영원히 벗어날 수 있습니다. 자신의 신진대사가 감당할 수 있는 범위내에서 좋아하는 음식을 적절히 드십시오. 물론 설탕은 예외입니다.

제 환자들이 평생 유지 단계를 시작할 때 제가 권하는 것은 다음과 같습니다. 일주일에 적어도 한 번은 체중을 재십시오. 유지할 체중의 범위를 선택하세요. 낮은 숫자는 목표 체중이며, 높은 숫자가 허용 가능한 최대 체중이 됩니다. 체중이 늘어날 때는 1주일 이내에 다시 전환 단계를 시작하십시오. 목표 체중에 도달하면, 다시 평생 유지 단계로 전환할 것을 약속해야 합니다.

'나는 어느 정도의 탄수화물 양에 만족하는가?' 스스로에게 물어봐야 하는 질문입니다. 많은 사람들은 하루에 30~35그램의 탄수화물로 기분이 나아진다는 것을 알고 있습니다. 샐러드와 채소 2~3 그릇 정도가 될 것 같습니다. 어떤 이는 하루 탄수화물 60~70그램을 허용하는 신진대사를 갖고 있을지도 모릅니다. 사람마다 크게 다릅니다. **탄수화물 임계점은 체중이 늘지 않는 최적의 균형 상태입니다.** 자신을 위한 완벽한 식사 계획을 수립해 보십시오.

평생 유지 단계의 규칙

· 체중 유지를 위한 탄수화물 임계점을 지키십시오.
· 가공되지 않은, 영양 밀도가 높은 원형 그대로의 탄수화물을 계속 섭취하십시오.
· 규칙적으로 운동하세요.
· 필요에 맞게 식이요법을 수정하면서 영양제를 계속 섭취하세요.
· 유혹에 대처하기 위한 자신만의 전략을 개발하십시오.
· 절대 목표 체중보다 2kg이상 살이 찌지 않도록 하십시오.

균형을 지속하는 힘

장애물은 느닷없이 나타날 수 있습니다. 아마도 기분 좋게 먹었지만 갑자기 체중과 사이즈가 늘고 있는 자신을 알아챘을 때입니다. 당신은 평생 유지 단계에 있기 때문에 이미 목표 체중을 달성했습니다. 더 이상 체중이 빠지지 않는다는 것은 더 이상 지방을 연료로 태우지 않음을 의미합니다. 평생 유지 단계는 탄수화물 섭취에 있어서 미세한 균형을 잡아가는 상태입니다. 물론 고정된 균형점이란 없습니다. 체중 그래프는 끊임없이 오르락내리락을 반복하기 때문입니다. 최고의 체중 유지는 그 변동폭을 최대한 작게 만드는 것입니다. 일주일에 한 번 이상 체중계에 오르세요. 성공적인 체중 유지를 위해 필수입니다. 만약 체중이 2kg 이상 변동이 생긴다면, 다시 정상 체중으로 만들어야 합니다. 지체없이 행동하시기 바랍니다.

지금까지 체중 감량 여행에서 많은 것을 배웠습니다. 많은 사람들은 아쉽게도 살이 금방 찌는 체질입니다. 매년 우리를 시험에 들게 하는 이벤트가 어김없이 찾아옵니다. 명절, 가족과 친구 생일, 휴가, 크리스마스 등입니다. 잠시 일탈할 수 있습니다. 하지만 포기하지 마십시오. 통제권을 다시 찾아오면 됩니다. 운동을 계속하고, 보충제를 드세요. 전환 단계에서 시작하여 목표 체중에 도달할 때까지 지속 감량 단계에 머무르십시오. 이때 다시 평생 유지 단계로 전환해야 합니다. 전환 단계로 돌아가는 것은 어렵지 않음을 기억하십시오.

하루에 샐러드와 채소 1인분, 단백질과 지방 함량이 풍부한 음식을 드십시오. 오래지 않아 다시 체중을 줄일 수 있습니다. 나이가 들어갈수록 신진대사가 느려집니다. 젊은 시절에는 잠만 자도 살이 빠지고, 날씬한 몸매를 유지할 수 있었습니다. 나이에 따라 탄수화물에 대한 신진대사 저항이 다름을 의미합니다. 즉, 30대와 40대는 분명히 다릅니다. 나이가 들수록 목표 체중을 유지하기 위해 탄수화물을 조절하거나 활동 수준을 높여야 합니다.

평생 유지 단계는 야구경기에서 1루 주자와 비슷합니다. 도루를 하기 위해 1루 베이스에서 너무 떨어지면 안 됩니다. 투수의 견제구에 걸려 아웃 될 수 있습니다. 마찬가지로 목표 체중의 편차는 2kg이상 벌어지면 안 됩니다. 너무 벌어질 경우, 전환 단계를 통해 다시 1루로 돌아가야 합니다. 체중이 증가할 경우, 평생 유지 단계로 복귀하기 전에 엄격한 전환 단계를 거쳐야 합니다. 이를 통해 혈당을 다시 안정시키고 음식에 대한 갈망을 해소해야 합니다. 전환 단계는 언제든 방문할 수 있는 피난처입니다. 어떤 이유로 평생 유지 단계가 중단되었다면, 다시 전환 단계로 돌아갈 수 있습니다. 이 단계는 자동차의 점화플러그와 같습니다.

하지만 전환 단계는 남용될 수 있으며, 체중 유지를 위협할 수 있습니다. 만약 길을 잃을 때마다 전환 단계로 후퇴한다면 위험한 행동 패턴이 굳어질지도 모릅니다. 도리어 피난처가 지금 지켜야할 습관들을 흐트러뜨릴 수도 있기 때문입니다. 사소한 위반으로 굳이 전환 단계로 돌아갈 필요는 없습니다. 중요한 것은 삶의 방식으로서 식사 패턴을 유지하는 것입니다. 제가 걱정하는 것은 신진대사에 미치는 영향입니다.

"저는 앳킨스 영양학을 좋아합니다. 왜냐하면 주말에 작은 일탈을 해도 월요일 아침에 전환 단계로 돌아가면 되니까요."

이렇게 말하는 사람들이 있습니다. 이러한 행동 패턴은 단기적으로는 효과가 있지만 장기적으로는 역효과가 있을 수 있습니다. 신진대사에 내성이 생기기 때문입니다. 전환 단계를 통해 체중을 반복적으로 회복하는 패턴은 바람직하지 않습니다. 더구나 우리의 신진대사는 나이가 들어감에 따라 점차 느려집니다. 신진대사가 지방 연소에서 포도당 연소로 빈번하게 전환된다면, 건강에 대한 대가를 치르게 됩니다. 결국 앳킨스 영양학은 요요 다이어트가 되어버리고 말 것입니다.

물론 전환 단계로 돌아가면 안 된다는 것이 아닙니다. 다만 정기적으로 반복하는 패턴은 좋지 않음을 강조하는 것입니다. 평생 유지 단계는 높은 신진대사 저항을 가진 사람들에게 지속 감량 단계와 크게 다르지 않을 수 있습니다. 만약 신진대사 저항력이 낮은 행운아라면 녹말이 많은 채소, 과일, 콩 그리고 귀리, 보리, 기장, 쌀, 메밀과 같은 통곡물을 포함한 대부분의 채소를 먹을 수 있습니다. 물론 하루에 이 모든 것을 먹을 수는 없습니다. 당신은 목표 체중을 유지하기 위해 탄수화물 양을 체크해야 합니다. 가장 치명적 위험은 **단맛의 탐닉**indulgence in sweetness입니다. 아주 특별한 날에 먹는 한 조각 케익에 만족하십시오. 그 조각 케익을 다른 사람에게 양보할 수 있다면 정말 멋진 선택을 한 것입니다. 설탕은 당신을 비참하게 만듭니다. 단맛의 저주에 빠지지 마시기 바랍니다.

폭식을 해야만 한다면

과거의 식단으로 돌아가는 것은 잠든 악마를 깨우는 것입니다. 혈당 불균형의 문제를 일으키는 식단패턴을 다시 시작한다면 악마의 유혹에 빠지게 될 것입니다. 췌장은 다시 인슐린 노동에 지칠 것이고 혈당 불균형, 뇌 안개, 만성피로 증상을 다시 겪게 될 것입니다. 췌장의 과로 노동은 인슐린 저항성을 만들 것이며 체중은 다시 증가하게 됩니다. 체지방으로부터 자유를 누리고 싶다면 과거의 부주의한 식단으로 돌아가면 안 됩니다.

이 책의 목적 중 하나는 '**좋은 습관**'을 갖는 것입니다. 우리 모두는 나쁜 습관을 갖고 있습니다. 음식에 대한 갈망은 인간의 가장 강렬한 욕구입니다. 혹시 힘든 한 주를 보냈나요? 과도한 스트레스는 음식에 대한 욕구를 강렬하게 불러일으킵니다. 폭식, 할 수 있습니다. 우리는 평범한 인간이니까요. 저도 가끔 폭식과 폭음을 하곤 합니다. 문제는 어떤 종류의 음식으로 폭식을 하는가입니다. 초콜릿, 쿠키, 아이스크림, 사탕은 최악의 선택입니다.

꼭 폭식을 해야 한다면 **단백질과 지방 음식을 드십시오.** 단백질은 빠른 포만감을 선사하기 때문입니다. 가공식품에 대한 욕구가 강렬하게 일어나면 저탄수화물 가공식품을 드시기 바랍니다. 물론 저탄수화물 가공식품이 궁극적인 대안이 되어서는 안 됩니다. 정제 탄수화물은 브레이크 없는 자동차와 같습니다. 누구나 앉은 자리에서 30개의 쿠키를 먹어본 적이 있을 것입니다. 반면에 삶은 달걀 10개를 한 번에 먹어본 적이 있나요? 거의 없을 것입니다.

단백질과 지방은 식욕을 빠르게 잠재우며 신진대사를 교란시키지 않습니다. 단백질에 중독되는 사람은 거의 없습니다. **단백질은 포만감의 중추입니다.** 우리들은 일정수준 단백질을 섭취하면 더 이상 먹기를 그만둡니다. 음식중독을 일으키는 초콜릿, 감자칩과 같은 가공식품을 섭취하고자 한다면 '**계획**'이 필요합니다. 일주일 1회 간식으로 드십시오. 자신의 영혼을 위로하는 특별한 일탈입니다. 다만 일탈도 계획적으로 하시기 바랍니다. 하지만 조심하셔야 합니다! 목표 체중에서 2kg이 최대 허용치라는 사실을! 그리고 잊지 마십시오! 정크푸드는 잠시 기분을 좋게 만들 뿐 결국 건강을 해친다는 사실을 말입니다.

자주 묻는 질문

질문 몸무게가 매일 약간씩 달라집니다.

답변 몸무게가 매일 달라지는 것은 당연합니다. 매일 체중을 재는 것을 중단하세요. 그럼에도 매주 옷을 입을 때 기분 좋은 차이를 느끼게 될 것입니다.

앳킨스 박사의 요점 정리

- 평생 유지 단계는 평생 날씬하게 지낼 수 있는 식사 방법을 제공합니다.
- 목표 체중을 유지하기 위해서는 신진대사의 중요성을 알아야 합니다.
- 목표 체중에서 2kg 이상 벗어나지 마십시오.
- 지방 분해 엔진을 다시 가동하기 위해 전환 단계와 지속 감량 단계로 돌아가는 것을 두려워하지 마십시오.
- 음식에 대한 갈망이 생긴다면, 가공식품 대신 삶은 달걀을 먹거나 탄수화물 제한 음식을 드십시오.
- 새로운 음식을 먹어보세요. 삶의 향신료가 될 것입니다.

〈앳킨스 영양학 프로그램 요약〉

Dr. Atkins Nutrition	1단계	2단계	3단계	4단계
	전환	지속 감량	미세 조정	평생 유지
하루 탄수화물	20그램 이하	20~50그램	50~100그램	탄수화물 임계점
매주 핵심 규칙	탄수화물 안녕!	5그램 증가	10그램 증가	체중 유지
단계 수행 기간	최소 2주 이상	목표 체중 4.5kg 미달 시점	목표 체중 달성	라이프 스타일

단계별 허용 음식		전환 Switch	지속 감량 Ongoing Loss	미세 조정 Fine Tuning	평생 유지 Life Maintenance
	고기, 생선, 해산물	지방을 태우는 몸으로	체중은 계속 줄어듭니다	감량 속도를 늦추세요	목적지에 도착했습니다
	모든 채소 녹말채소 제외				
	치즈, 버터, 오일				
	견과류 & 씨앗류				
	저탄수 과일 베리류				
	콩과 식물				
	모든 과일				
	녹말 채소				
	통곡물				

☞ 편집자 코멘트

앳킨스 박사는 앳킨스 영양학 1~4단계를 단계적으로 진행할 것을 권유하고 있습니다. 하지만 자신의 상황에 따라 특정 단계를 먼저 시작하고, 지속할 수 있음도 밝히고 있습니다. 각 단계별 하루 탄수화물 함량은 자신의 대사 저항성에 따라 차이가 있습니다.

3부

평생
날씬하고 건강한
라이프 스타일

17장
체중 감량은 심리적인 문제입니다

자신에게
완벽한 몸을 요구하지 마십시오.
과도한 욕망은 실패의 함정입니다.
자신의 실수를
용서할 수 있어야 합니다.
결승점까지 완주한 모두는 승리자입니다.
자신만의 속도로 뚜벅뚜벅 걸어가세요.
우리는
결승점에서 만날 것입니다.

음식으로
자신을 위로하지 마세요

행운은 준비된 자에게 손짓을 합니다. 과거 실패의 기억이 체중 감량 계획을 포기하게 만들었다면, 이번 장을 주의 깊게 읽으세요. 혹시 체중 문제를 일으키는 원인이 감정적, 심리적 문제인가요? 음식은 다양한 얼굴을 가지고 있습니다. 음식은 단순한 생명유지 이상의 존재입니다. 우리는 음식을 통해 엄마의 사랑과 정성을 추억하며 편안함과 안락함을 느끼곤 합니다. 하지만 심각한 체중 문제를 갖고 있는 사람들에게 음식은 독재자의 얼굴로 군림합니다. 음식은 다양한 표정으로 우리들의 감정에 강력한 영향을 미치고 있습니다.

슬픔과 외로움을 느낄 때, 자신을 어떻게 위로하고 있나요? 혹시 초콜릿과 아이스크림과 같은 달콤함으로 위로하지 않습니까? 많은 사람들이 스트레스를 받거나 일이 풀리지 않을 때 폭식으로 자기 위로를 하는 경우가 많습니다. 높아진 혈당은 우울한 감정을 위로합니다. 문제는 '잠시'라는 것이지요. 고혈당은 기분을 좋게 하지만 시간이 지날수록 다시 우울하게 합니다. 음식을 통한 위로는 좋은 선택이 아닙니다. 감정적인 상처를 위로하고 스트레스를 완화할 수 있는 몇 가지 방법을 말씀드리겠습니다.

· 건강한 음식을 마음껏 드십시오. 물론 음식을 먹는 행위가 감정적
  인 고통을 치료하기 위한 최선의 답은 아닙니다. 하지만 음식을 먹

어야 한다면 가공식품 대신 **원형 그대로의 음식**을 드십시오.

· 자신의 상황을 이해하는 사람과 소통하십시오. 다른 사람과 감정
적인 소통을 하는 것이 아이스크림 한 그릇을 먹는 것보다 훨씬
낫습니다!

· 외로움이 살며시 찾아온다면 영화관이나 서점에 가십시오. 흥미
로움과 즐거움을 찾는 행위는 먹고 싶은 충동을 억제하는 데 도
움이 됩니다.

· 운동을 하십시오! 격렬한 운동을 말하는 것이 아닙니다. 그냥 편
안하게 걸으세요. 천천히 산책을 하세요. 한동안 걷고 나면 자신
을 억눌렀던 문제가 좀 더 쉬워 보일 것입니다. 걷기는 부신호르
몬 수치를 떨어뜨리고 엔도르핀을 방출합니다.

· 잠시 호흡에 집중해 보세요. 스트레스를 받은 상황에서 우리의 호
흡은 짧아집니다. 잠시 들숨과 날숨에 집중하면서 깊은 호흡을 해
보세요. 마음이 안정되고 기분이 평온해질 것입니다.

스스로 배우고, 습관화하세요

새로운 통찰력과 지혜를 통해서 자신의 삶을 변화시켜야 합니다.
앳킨스 영양학의 이점을 자신만의 능력으로 만들기 바랍니다. 건강
에 대한 깨달음을 통해 잘못된 습관을 극복할 수 있습니다. 작은 승리

의 경험을 쌓아가면서 차근차근 멋진 인생을 만들어 보세요. 이제 편안한 의자에 앉아서 자신에게 짧은 질문을 던져보세요. 그리고 **다음 질문들에 대해 답변을 해보세요.**

- 앳킨스 영양학을 통해 이루고 싶었던 것은 무엇입니까?
- 원하는 목적지로 제대로 가고 있습니까?
- 앳킨스 여행은 기분이 좋았습니까?
- 이 프로그램의 가치를 충분히 이해했나요?
- 탄수화물 제한을 통해 체중 감량을 하는 것이 의미가 있었습니까?

답변을 긍정의 리스트로 채워보십시오. 예를 들어 다음과 같습니다.

- 배고픔을 느끼지 않으면서, 꾸준히 체중을 감량하고 있습니다.
- 음식을 더 맛있게 먹고 있습니다.
- 과거보다 더 활기차고 집중력이 생겼습니다.
- 더 이상 감정의 기복으로 힘들어하지 않습니다.
- 점심 식사 후 졸림과 피로감이 없어졌습니다.
- 혈액검사 결과에서 혈액 수치가 좋아졌습니다.

리스트를 작성했습니까? 그 해답을 잊지 마시길 바랍니다. **자신만의 버킷리스트를 만드세요.** 좀 더 구체적인 답변으로 말입니다. 자신만의 버킷리스트를 기도문처럼 외워도 좋습니다. 그러한 의식적인 행위가 원하는 목적지에 도달하는 것을 도울 것입니다. 이상하다고 생각하지 마십시오. 처음에는 어색할 수 있습니다. 하루를 시작할 때 자신에게 주는 긍정적 암시는 오랜 습관과 관성을 극복하게 합니다. 앳킨스 영양학이 습관이 되면 정말 멋진 자신을 만나게 됩니다. 우리는 체중 감량에 대한 실패의 경험이 너무도 많습니다. 실패의 기억은 트라우마가 되어 마음 속 각인처럼 새겨져 있습니다. 좀비처럼 되살아나는 실패의 습관을 벗어 던져야 합니다.

변화된 자신의 모습을 매일 상상하세요. 우리는 충분히 그럴 자격이 있습니다. 체중 감량과 함께 찾아올 행복, 건강 그리고 에너지를 미리 느껴보세요. 건강한 식단은 자신을 위한 최고의 선물입니다. 자신을 소중하게 생각하세요. 어느 순간 목적지에 도착한 자신을 만나게 될 것입니다. 마지막으로, 상담사의 도움을 받는 것을 두려워하지 마세요. 과식하는 이유는 매우 복잡한 심리적 문제이기 때문입니다. 전문가의 정서적 지지와 통찰력이 도움이 될 수 있습니다.

지지와 존중을 요청하세요

주변 사람들에게 미리 도움을 요청하는 것은 중요합니다. 요청을 하는 것과 하지 않는 것은 너무나 큰 차이가 있습니다. 요청 여부에 따라서 앳킨스 프로그램에 대한 몰입의 결과는 달라집니다. 하지만 중요한 전제가 있습니다. 다른 사람들에게 도움을 요청하기 전에 스스로를 설득해야 합니다. 지금의 변화가 자신에게 반드시 필요하다고 믿어야 합니다. 그 믿음이 없으면 다른 사람들에게 자신의 요구를 말하는 것이 쉽지 않습니다.

특히 아이를 양육하는 여성들은 더욱 그렇습니다. 왜냐하면 엄마의 존재는 다른 사람을 보살피는 역할이기 때문입니다. 그래서 엄마들은 자신의 요구를 말하는 것에 서툰 경향이 있습니다. 이제는 배우자와 가족에게 당당하게 요청하십시오. 가족과 배우자는 절대적인 지지를 해줘야 하는 존재입니다. 이러한 지지는 앳킨스 영양학을 지속하는 커다란 힘이 될 것입니다. 만약 가족들로부터 지지를 받지 못한다면, **적어도 간섭은 받지 마시기 바랍니다.**

제가 말한 조언들을 귀담아듣는다면 목적지에 무사히 도착할 것입니다. 완벽한 사람은 없습니다. 걷다가 넘어질 수 있습니다. 아니면 몸의 강한 거부반응 때문에 힘들지도 모릅니다. 다음은 목적지에 가기 위한 몇 가지 방법입니다.

· 통제력을 유지하세요. 자신의 몸을 중독의 노예로 만들지 마세요.

· 넘어지더라도 다시 일어나세요. 옷에 묻은 먼지를 털어내고 다시 걷기 시작하세요. 누구나 유혹에 빠질 수 있습니다. 그것은 잘못이 아닙니다.

· 달콤함의 유혹에 빠질 수 있습니다. 그렇다고 자포자기하지 마세요. 자신을 책망하지 마세요. 유혹에 빠진 행동에 실망했다고, 다른 미션에 영향을 미치지 마세요. 사람들은 한 가지 실수 때문에

모든 것을 포기하는 경향이 있습니다. 운동을 계속하세요. 좋은 영양제 섭취도 중단하지 마세요. 다시 길을 찾을 것입니다.

· **전환** 단계가 매우 중요합니다. 왜냐하면 **전환** 단계는 나쁜 습관과 결별하는 첫번째 시기이기 때문입니다. 탄수화물 중독이 끊임없이 유혹할 것입니다. 굴복하지 마세요. 당당히 맞서야 합니다.

· 그래도 탄수화물을 먹고 싶은가요? 그렇다면 덜 해로운 탄수화물을 선택하십시오. 쿠키와 같은 과자보다는 과일이 훨씬 좋습니다.

· 목표를 현실에 맞게 조정하세요. 휴가가 계획되어 있어서 앳킨스 영양학을 완벽하게 이행하기 어려우면 목표에 따른 무리한 체중 감량을 하지 마세요. 휴가를 다녀와서 다시 적절한 체중 감량 단계로 돌아가세요.

· 경험을 통해 배우세요. 반복적으로 실수를 한다면 그 이유를 스스로에게 물어보세요. 실수를 한 뒤 기분이 어떠했나요? 앞으로 비슷한 상황에 어떻게 대처할 것인가요?

· 다른 사람들이 자신의 건강을 좌우하게 하지 마세요. 그들의 삶이 아니라, 나의 삶입니다.

혹시 계획을 망쳤습니까? 앳킨스 영양학을 반대했던 사람들이 이렇게 말할지도 모릅니다. "그럴 줄 알았어!" 이런 비아냥에 굳이 변명할 필요가 없습니다. 그들은 당신의 삶에 그다지 관심이 없습니다. **그냥 미소로 답하세요.** 그리고 다시 시작하세요. **전환** 단계로 돌아가세요. 체중 감량 계획이 망가진 이유에 대해서 질문을 던져보세요. 특히 과식의 문제가 계속되는 사람은 더욱 그렇습니다. 새롭게 도전하고 대응하는 방법을 스스로 배워야 합니다. 자신이 소유한 엄청난 힘을 믿기 바랍니다.

결승점에서 만납시다!

우리는 이미 멋진 식단을 배웠습니다. 단순히 어떤 음식을 먹는가를 넘어서 전반적인 음식습관을 배웠습니다. 우리를 행동하게 하는 것은 **습관**입니다. 잘못된 습관의 굴레를 끊어버리면 새로운 변화가 시작될 것입니다. 자신이 생각하는 것보다 더 잘해낼 것입니다. 다음 조언들을 참고해 주세요. 훨씬 도움이 될 것입니다.

- 실컷 먹지 말고, 필요한 만큼 드세요.
- 음식은 식탁에서 드세요. 요리를 하면서 집어먹지 마세요.
- 남은 음식을 아까워하지 마세요. 당신의 몸은 음식물 쓰레기통이 아닙니다.
- 텔레비전이나 핸드폰을 보면서 식사를 하지 마세요.
- 입이 심심할 때 냉장고와 주방 근처를 방황하지 마세요.
- 음식 일기를 쓰세요. 기록은 가장 좋은 코치입니다.
- 천천히 식사하세요. 그리고 오래 씹으세요. 이 습관은 비만을 탈

출하는 필살기이기도 합니다. 씹는 과정은 맛을 느끼는 과정이자 최초의 소화 과정입니다. 씹는 시간이 길어질수록 뇌는 포만감의 신호를 빠르게 느끼게 됩니다. 비만한 사람들의 공통점은 씹지 않고, 흡입하는 잘못된 악습이 있습니다.

앳킨스 영양학을 통해 성취하고 싶은 미래를 생각해보라고 조언했습니다. 멋진 미래를 위해 실행 계획을 좀 더 현실화할 필요가 있습니다. 체중 감량에 반복적으로 실패하는 사람들은 멋진 계획은 있으나 결국 실천을 하지 못하는 경우입니다. 실패하는 가장 큰 이유는 **현실적인 세부계획의 부재**입니다. 체중 감량 과정은 계획한 시나리오대로 진행되지 않습니다. 목표로 가는 여정은 언제나 완벽할 수 없습니다. 사람의 몸은 모두 다릅니다. 부모, 형제 그리고 배우자도 다릅니다. 몸은 자신만의 역사를 간직하고 있습니다. 나이가 들어갈수록 몸은 스무 살 청춘과 동일하지 않습니다. 슬프지만, 현실입니다.

과거의 기억에 얽매이지 마세요. "10년 전처럼 체중이 줄지 않아요!"라고 말하는 경우가 있습니다. 저도 10년만 젊었으면 좋겠습니다! 우리 몸은 젊었을 때 활발한 신진대사를 보입니다. 젊은 청춘들은 잠만 자고 일어나도 살이 빠집니다. 하지만 나이가 들수록 체중 감량은 쉽지 않습니다. 미안하지만, 우리 모두 이 규칙에서 예외가 아닙니다.

하루에 4~5번 체중계에 오르지 마십시오. 그것은 몸에 대한 고문입니다. 어떠한 체중 감량 계획도 몇 시간마다 변화를 일으킬 수 없습니다. 매일 체중이 줄어들지 않을 수도 있습니다. 우리의 몸은 그런 식으로 작동하지 않습니다. 앳킨스 영양학은 엄청나게 복잡한 인체의 시스템에 근본적인 변화를 주는 것입니다. 그 변화는 자신의 신진대사 반응에 따라 좌우됩니다. 신진대사의 저항이 높으면 체중계의 숫자는 거북이 걸음으로 움직입니다. 지름길은 없습니다. 경험적으로 앳킨스 영양학은 **하루 0.2~0.3kg**의 체중을 줄였습니다. 체중 감량은 신진대사가 반응을 하고 있다는 증거입니다. 체중의 변화를 체중계의 숫자보다 옷을 입을 때 먼저 느낄지도 모릅니다.

우리는 최고의 몸을 만들 수 있습니다. 자신에게 완벽한 몸과 무리한 체중 감량 일정을 요구하지 않는다면 말입니다. 과도한 욕망은 실패의 덫이 됩니다. 분명히 실수를 할 것입니다. 그런 자신을 너그러운 마음으로 용서할 수 있어야 합니다. 자책하지 마십시오. 우리는 어김없이 체중 고원을 지나갈 것이며, 포기하고 싶은 유혹의 속삭임이 소리 없이 찾아올 것입니다. 마라톤에서 1등을 한 선수만 위대한 것이 아닙니다. 결승점까지 완주한 모두는 승리자입니다. 마라톤 선수들이 자신만의 페이스가 있듯이 체중 감량도 마찬가지입니다. 절대 조급해하지 마십시오! 자신만의 속도로 뚜벅뚜벅 걸어가세요. **결국 우리는 결승점에서 만날 것입니다.**

18장
움직임의 힘

움직임은
몸이 원하는 그것입니다.
걷기부터 시작하십시오.
위대한 인물들도,
장수마을의 노인들도 항상 걸었습니다.
기억하세요!
신은 인간을 앉아있도록 창조하지 않았습니다.
지금, 소파에서 일어나세요.

움직임,
인간의 본능입니다

운동을 하지 않는 것은 펑크 난 타이어로 자전거를 타는 것과 같습니다. 규칙적인 운동을 하지 않는 것은 앳킨스 영양학을 충실히 이행하지 않는 것입니다. 해답은 간단합니다. 식사 방법을 바꾸고, 운동에 전념하고, 필요한 영양제를 복용하십시오. 우리는 왜 운동을 해야할까요? 첫째, 움직임은 인간의 본성입니다. 전 세계의 질병과 죽음을 대규모로 연구한 〈세계 질병부담 프로젝트〉Global Burden of Disease Project는 전 세계 건강을 위협하는 중요한 요소 중 하나가 '신체활동의 부족'이라고 밝혔습니다. 둘째, 규칙적인 신체 활동은 앳킨스 영양학의 원칙, 즉 체중 감량과 유지, 건강 그리고 질병 예방에 크게 기여하는 것으로 입증되었습니다.

구체적인 근거를 말씀드리겠습니다. '섭취 칼로리보다 소비 칼로리가 높으면 살이 빠진다.' 이 명제는 우주의 기본 법칙입니다. 예를 들어 보겠습니다. 체중 70kg인 사람이 시속 5km의 속도로 45분 정도 걸으면 250kcal를 소모합니다. 걷기를 2주 동안 한다면 3,500칼로리를 소모합니다. 체중은 대략 0.5kg 감량할 것입니다. 운동은 체중을 감량하며 원하는 체중을 유지하게 만듭니다. 다시 살이 찌는 사람들은 운동을 하지 않습니다. 운동은 티켓 2장을 사면 1장을 추가로 얻는 쿠폰과 같습니다. 운동은 신진대사를 높여줄 뿐만 아니라, 운동이 끝난 후에도 칼로리 소모를 상당기간 지속시켜 줍니다. 근육의 양을 늘리면 휴식을 취하더라도 자연스럽게 소비하는 에너지의 양은 늘어납니다.

중요한 연구사례를 소개하겠습니다. 하버드 대학과 펜실베니아 대학의 졸업생들을 무려 38년 동안 추적 연구The College Alumni Health Study했습니다. 장기간의 연구결과는 테니스, 정원 가꾸기 등과 같은 활동으로 1주일에 1,000칼로리를 소비하는 45~84세 남성들은 일반적인 남성들에 비해 사망률이 30% 낮게 나타났습니다. 규칙적인 운동은 세포에서 포도당을 더 효율적으로 사용할 수 있게 하고, 결국 췌장의 인슐린 생산을 감소시킵니다.

스웨덴에서 3,400명을 대상으로 한 연구Swedish Study에서는 1주일에 최소 2~3회 운동을 한 사람들은 운동을 거의 하지 않은 사람들보다 우울증, 분노와 같은 정신적 스트레스가 현저히 낮았습니다. 또한 높은 업무능력을 보여주었습니다. 호놀룰루 심장연구Honolulu Heart Program Study에서는 71세~93세의 남성 2,600명을 대상으로 하루에 1km를 걸을 때마다 심장 질환의 위험이 15% 감소하는 것을 밝혀냈습니다. 하루에 3km이상을 걷는 사람들은 심장병 발병률이 50%도 되지 않았습니다. 다른 연구들도 비슷한 결과를 얻었습니다.

지금,
소파에서 일어나세요

운동은 아무리 강조해도 지나치지 않습니다. 본래 인간은 초원과 숲을 종횡무진 누볐던 사냥꾼입니다. 아직도 인간 DNA에는 사냥꾼의 본능이 깊이 새겨져 있습니다. 운동을 하지 않는 것은 생물학적 DNA를 거부하는 것입니다. 움직임에 대한 저항이 계속 반복되면 당뇨병이라는 무시무시한 악당이 찾아옵니다. 그럼에도 사람들의 60%는 아직도 규칙적인 운동을 하지 않습니다. 왜 그럴까요? 제가 가장 자주 듣는 변명은 다음과 같습니다.

· **"시간이 없어요"**

하루에 8시간을 자면 하루에 16시간이 남습니다. 근무시간 8시간, 식사시간 2시간을 빼면, 6시간이 남습니다. 6시간 중에 단 30분만 투자하십시오. 단지, **하루 30분**입니다.

· **"너무 나이가 많아요"**

100살이 넘었다면 잔소리를 하지 않겠습니다. 나머지 분들은 지금 모두 소파에서 일어나기 바랍니다.

· **"건강이 좋지 않습니다"**

팔다리를 움직일 수 있습니까? 그럼, 할 수 있습니다. 천천히 시작하세요. 무리하지 마세요. 운동은 어떠한 조건에서도 가능합니다.

· **"너무 게으릅니다"**

이것이 진짜 이유입니다. 솔직히 저도 게으른 편입니다. 그 마음
을 충분히 이해합니다. 조깅이나 웨이트 트레이닝을 싫어할 수 있
습니다. 제가 찾은 해결책은 다음과 같습니다. 먼저 좋아하는 운
동을 찾으세요. 그 운동을 중심으로 자신만의 피트니스 프로그램
을 만드세요. 자신이 즐기는 스포츠나 활동을 발견하는 것이 관건
입니다. 소파에 주저앉게 만드는 악마의 유혹을 던져버리세요.

활동적인 삶을 위한 10가지 팁

· 운동 습관을 만드세요. 습관은 하기 싫은 일을 가장 쉽게 하는 유
  일한 방법입니다.
· 자가용보다 대중교통을 이용하세요. 자연스럽게 걷기를 실천할
  수 있습니다.
· 엘리베이터 대신 계단을 이용하세요. 계단은 매일 만날 수 있는
  멋진 등반로입니다.
· 자투리 시간에 간단한 스트레칭과 근력운동을 하세요. 몸으로
  하는 근력운동은 부상이 없습니다. 푸시업과 스쿼트는 최고의
  근력 운동입니다.
· 혼자 집안일을 할 때, 음악에 맞춰 흥겹게 춤을 추세요. 한결 기
  분이 좋아집니다.

- 피트니스 코치의 도움을 받는 것도 좋습니다. 나약한 의지를 보완할 수 있으며, 체계적인 운동방법을 배울 수 있습니다.
- 매일 잠들기 전에 복식호흡을 하면서 편안하게 잠드세요. 스트레스를 해소할 수 있으며, 깊은 숙면을 취할 수 있습니다.
- 매일의 운동 목표를 세우세요. 최고의 리더는 목표입니다.
- 근력운동과 걷기를 포함한 모든 운동을 기록하세요. 기록은 최고의 코치입니다.
- 과거의 익숙한 자신과 결별하겠다고 당당하게 선언하십시오!

걷기부터 시작하세요

〈신체 활동과 건강상태에 대한 외과 보고서〉The Surgeon General's report on physical activity and health states는 모든 연령대의 사람들이 적절한 강도의 신체 활동을 매일 최소한 30분 이상 권고하고 있습니다. 한 번에 오랜 시간 운동하는 것보다 적절한 강도로 매일 반복하는 것이 더 좋다고 말합니다. 건강상의 이점을 얻기 위해 운동을 매우 격렬하게 할 필요는 없습니다. 하루에 최소 30분씩 운동을 하는 것이 지방 연소 엔진을 지속 모드로 전환시킬 수 있습니다.

적절한 운동을 10분짜리 3세트 또는 15분짜리 2세트를 해보세요. 예를 들어, 아침에 윗몸 일으키기, 스쿼트, 스트레칭 그리고 팔 운동을 하세요. 점심시간에는 **빠른** 속도로 10분 걷기도 좋습니다. 운동을 계획하는 또 다른 방법은 당신이 태우는 칼로리를 체크하는 것입니다. 대학 동문 건강 연구소의 랄프 파펜바거Ralph Paffenbarger박사의 저서〈라이프 핏 : 최적의 건강과 장수를 위한 효과적인 운동 프로그램〉Life Fit: An Effective Exercise Program for Optimal Health and a Longer Life에 의하면, 건강의 이점을 얻기 위해서는 일주일에 1,500~2,000 칼로리를 소비해야 한다고 합니다. 미국 스포츠 의학 대학에서는 체중 유지를 위해 일주일에 3일 이상 운동할 것을 권장하고 있습니다. 또한, 몸의 주요 근육 대부분을 사용하는 운동을 한 세트에 8~12개 할 것을 권유하고 있습니다. 체육시설을 이용할 수 없으면 가벼운 아령이나 고무밴드를 사용할 수 있습니다.

유산소 운동은 심박수를 증가시키고 더 많은 산소를 소비하는 모든 활동입니다. 몸의 모든 세포는 지속적인 산소 공급을 필요로 합니다. 오랜 시간 운동을 하지 않았다면, 몸 속 세포들은 망가져 있을 것입니다. 망가진 세포를 깨우는 시간이 필요합니다. 규칙적인 유산소 운동에 익숙해지면 기분이 좋아지기 시작합니다.

무산소 운동은 유산소 운동이 아닌 모든 종류의 신체 활동입니다. 이것은 역도와 같은 근육을 만드는 훈련을 말합니다. 근육을 늘리는 것은 우람한 보디빌더가 되는 것을 의미하지 않습니다. 무산소 운동을 계속하면 피부 속 세포의 움직임을 느낄 수 있습니다. 그 느낌을 좋아하게 될 것입니다. 의사와 피트니스 코치로부터 전문적인 조언도 도움이 됩니다. 부상을 피하기 위해서는 천천히 시작하십시오. 스트레칭을 배우는 것이 중요합니다.

우선 걷기부터 시작하십시오. 걷기가 가장 좋은 시작입니다. 걷기는 감정에 긍정적 변화를 줍니다. 호흡이 좋아지고, 엔도르핀이 몸 안에 퍼집니다. 움직임은 몸이 원하는 그것입니다. 위대한 인물들은 대부분 걷기를 좋아했습니다. 근대철학의 아버지 칸트는 매일 오후 4시에 산책을 했습니다. 당시 평균수명은 35세였는데 칸트는 드물게 80세까지 장수했습니다. 아리스토텔레스, 쇼펜하우어, 루소, 아인슈타인과 같은 위인들도 걸었습니다. 그들은 매일 산책을 하면서 위대한 사상과 이론을 창조했습니다. 세계 장수마을의 노인들도 항상 걸었습니다. **기억하세요! 신은 인간을 앉아있도록 창조하지 않았다는 사실을.**

탄수화물 축적의 신화

마라톤 선수들이 시합을 앞두고, 엄청난 양의 파스타를 먹는 문화에 대해 들어본 적이 있나요? 이런 행위를 '**탄수화물 축적**'이라고 부릅니다. 그 이유는 간과 근육에 포도당을 글리코겐의 형태로 최대한 많이 저장하기 위해서입니다. 장시간 동안 지속적으로 에너지를 공급받는 것이 목적입니다.

하지만 최근 탄수화물 축적보다 지방 축적이 더 효과적이라는 것이 밝혀졌습니다. 사이클 이용자들을 대상으로 고탄수화물 · 저지방 식단과 저탄수화물 · 고지방 식단이 운동능력에 미치는 영향을 연구하였습니다. 비교 연구 결과, 고강도의 지구력이 요하는 경기에서 저탄수화물 · 고지방 식단을 실행한 그룹의 결과가 현저하게 향상되었습니다. 다른 연구에서는 지방을 15%에서 42%로 증가시키면 최대 산소 소비량과 지구력이 증가한다고 합니다. 연구는 고지방 식단이 건강뿐만 아니라 신체적인 지구력에도 도움이 될 수 있다는 것을 시사하고 있습니다.

저지방과 저칼로리 상태에서 과도한 근력운동을 하면 어떤 문제가 발생할까요? 먼저 근육 성장에 심각한 문제가 될 수 있습니다. 왜냐하면 몸에 충분한 단백질이 공급되지 않으면 몸은 근육을 분해해서 에너지로 사용할 수 있습니다. 근육 성장을 위한 근력운동이 도리어 근육 손실을 유발할 수 있습니다. 근육 감소는 개발도상국의 굶주린 사람들에게만 일어나는 현상이 아닙니다. 혹시 아침과 점심에 소량의 과일과 샐러드만 먹었나요? 그 상태에서 업무가 끝나고 헬스장에 갔나요? 그리고 1시간 동안 근력운동과 유산소 운동을 했습니까? 근육을 얻기 위해 헬스장에 갔지만, 반대로 근육을 연소했을 수도 있습니다. 앳킨스 영양학의 장점은 운동을 시작했을 때 신진대사가 기아 상태에 빠지지 않는다는 사실입니다.

　다음 사항을 고려하십시오. 칼로리를 제한하고 운동을 늘리면 몸은 원시시대 인류처럼 반응합니다. 몸은 외부에서 기근이 일어났다고 생각합니다. 호랑이와 같은 맹수에게 쫓기는 상태와 비슷해집니다. 몸은 바로 생존모드에 들어가고 에너지를 보존하기 위해 모든 시스템에 비상경보를 울립니다. 신진대사를 일부러 떨어드립니다. 단백질과 지방을 충분히 공급해 준다면 몸은 음식이 풍부한 상태라고 감지합니다. 그러면 비로소 몸은 달리기, 걷기, 자전거 타기와 같은 운동을 자연스럽게 받아들일 것입니다. 어쩌면 몸은 운동 속도를 스스로 올리지도 모릅니다.

19장
다이어트를 방해하는 악당들

비만은
게으름 때문일까요?
오로지 너무 많이 먹기 때문일까요?
식탐을 절제하지 못한
개인의 나약한 의지력 때문일까요?
비만의 근본원인은 '대사 장애' 때문입니다.
체중 감량을 위해
대사 저항성을 이해해야 합니다.

체중 감량은 왜 어려울까?

미국에서는 비만인들을 '카우치 포테이토'라고 부릅니다. 카우치 포테이토couch potato란 소파couch에 누워 텔레비전을 보면서 감자칩potato chip을 먹는 사람을 말합니다. 이 단어 속에는 만사를 귀찮아 하며 소파에서 빈둥거리는 게으름쟁이의 의미가 숨겨져 있습니다. 정말 비만의 원인은 게으름 때문일까요? 의사들은 오랜 시간 비만의 원인을 오로지 너무 많이 먹기 때문이라고 말해왔습니다. 비만의 모든 책임을 식탐을 절제하지 못한 개인에게 비난의 화살을 겨냥해 왔습니다.

이러한 관점은 옳을까요? 무엇이 문제일까요? 그것은 비만을 일으키는 근본원인이 **대사 장애**metabolic disorder라는 사실을 무시하고 있기 때문입니다. 이러한 태도의 문제는 비만에 대한 신진대사의 영향을 고려하지 않았다는 것입니다. 대사 장애는 근본적으로 비만 문제를 일으키며 체중 감량을 어렵게 만듭니다. 이번 장은 비만문제로 힘들어 하는 영혼들을 위해 바칩니다. 특히 체중 감량하는 것이 왜 어려운지, 살을 **빼기** 위해서는 어떠한 식단을 선택해야 하는지에 대해 설명할 것입니다. 지방을 태우지 못하는 현상은 **대사 저항성**metabolic resistance이라는 개념을 이해해야 합니다. 체중 감량에 실패한 수많은 환자들은 저에게 도전적 과제였습니다. 저는 그 도전을 받아들였고, 결국 목표를 달성했습니다.

체중 감량을
방해하는 약물들

체중 감량은 복용하고 있는 처방약에 의해서 방해를 받을 수 있습니다. 놀라운 사실은 많은 사람들이 약물이 체중 감량을 방해하고 있다는 사실을 전혀 모르고 있다는 것입니다. 이런 문제의 해답은 무엇일까요? 간단합니다. 복용하는 약을 중단하는 것입니다. 보완의학은 약물의 부작용에 대해 안전하고 효과적인 대안을 찾아줍니다. 체중 감량을 방해하는 수많은 처방약들은 다음과 같습니다.

· 에스트로겐과 피임약을 포함한 호르몬 대체요법HRT: hormone replacement therapies

· 항우울제anti-depressant drugs

· 인슐린과 혈당강하제insulin and insulin-stimulating drugs

· 스테로이드제를 포함한 관절염 치료제anti-arthritis medications

· 이뇨제diuretic 및 혈압약beta-blockers

호르몬을 복용하고 있다면

에스트로겐 호르몬제가 체중 증가를 유발한다는 사실을 알고 있었나요? 장담하건대 호르몬을 처방한 의사들은 이 약물이 체중 증가를 일으킬 것이라는 경고를 하지 않았을 것입니다. 호르몬제들은 혈당 균형을 망가뜨리며 탄수화물 음식에 대한 갈망을 일으킵니다. 그렇다면 어떻게 해야 할까요? 갱년기 증상을 억제하는 여성 호르몬제의 **최저 복용량**을 찾는 것입니다. 먼저 담당의사에게 도움을 요청하십시오. 첫 번째 고려 사항은 프로게스테론progesterone과 에스트로겐estrogens사이의 균형을 최적화하는 것입니다. 갱년기 증상을 보이는 여성들 대부분은 프로게스테론보다 에스트로겐 수치가 더 높습니다. 에스트로겐은 지방 생성 호르몬이며 합성 프로게스테론도 비만을 촉진하는 경향이 있음을 기억해주세요.

해결책은 **천연 프로게스테론**을 처방받는 것입니다. 갱년기 증상을 완화하며 체중 증가를 막을 수 있습니다. 에스트로겐 금단 증상을 완화하는 데 도움이 되는 영양제에는 비타민B 복합체 '**엽산**'이 있습니다. 효과를 위해서는 한 번에 20mg이상을 섭취해야 합니다. 아직까지 엽산이 호르몬 수치에 미치는 영향을 연구 발표한 사람은 아무도 없습니다. 저는 제 멘토인 20세기 최고의 영양학자인 칼튼 프레데릭스Carlton Fredericks박사로부터 사용법을 배웠으며 그 이후 수천 명의 여성들에게 처방해 왔습니다. 다른 비타민B처럼 안전할 뿐만 아니라 어떠한 부작용도 없이 에스트로겐 복용량을 상당히 낮출 수 있습니다.

호르몬 대체요법HRT복용량을 줄일 수 있는 또 다른 영양소는 미네랄인 '**붕소**'입니다. 붕소는 골다공증을 예방하고 치료합니다. 붕소의 효과적인 양은 하루에 6~18mg가 권장됩니다. DHEA와 성호르몬을

30세 여성의 수준으로 회복시키는 효과를 볼 수 있습니다. 이런 영양제와 천연 호르몬이 공급되면 호르몬 대체요법HRT복용량을 75%이상 줄일 수 있습니다.

항우울제는 장애물입니다

항우울제는 체중 감량을 가로막는 장애물입니다. 특히 **선택적 세로토닌 재흡수 억제제**SSRI: Selective Serotonin Reuptake Inhibitors범주에 속하는 약물입니다. 프로작, 팍실, 그리고 셀렉사와 같은 항우울제들은 초기에 체중 감량 효과가 있는 것으로 알려졌습니다. 하지만 실제 임상을 통해 밝혀진 것은 그 반대입니다. 항우울제는 단기적으로 체중 감량 효과를 가져올 수 있지만, 장기적으로 체중 증가를 가져옵니다. 항우울제는 너무 많이 처방되고 있으며 체중 감량의 장애물로 작용하는 것은 분명합니다.

세로토닌 약물은 뇌의 기능을 돕는 중요한 신경전달 물질입니다. 우울증을 완화시키고 마음을 편안하게 해줍니다. 세르토닌 약물기전은 세로토닌 억제 기능을 차단함으로써 효과를 발휘합니다. 세르토닌 차단제는 성욕 감퇴, 성적 능력 저하, 구강 건조, 변비와 같은 부작용을 초래하며 체중 감량을 지연시킵니다. 세로토닌 수치를 높이는 안전한 방법은 우리 몸이 스스로 세로토닌을 생산할 수 있도록 **세르토닌 전구체**전단계 물질를 섭취하는 것입니다.

세로토닌의 전구체는 트립토판tryptophan입니다. 세로토닌 전구체는 건강식품점에서 구할 수 있는 5-하이드록시 트립토판5-HTP입니다. 우울증을 감소시키는 천연 물질로는 N-아세틸 L-티로신NALT, S-아데노실 메티오닌SAM-e, 아세틸 L-카르니틴ALCAR, 포스파티딜세린ps, 그리고 대부분의 비타민B 복합체가 있습니다. 이노시톨inositol, 가바GABA: gamma amino butyric acid와 같은 보충제들은 불안감을 완화시켜줍니다. 항우울제 약물을 안전하고 효과적인 천연물질로 대체하는 것이 좋습니다. 다만 천연물질의 복용량을 상세히 설명하는 것은 쉽지 않습니다. 효과적인 영양제의 조합과 복용량은 상당한 경험이 요구됩니다. 이러한 부분에 어려움을 느낀다면 영양제에 대한 지식과 경험이 풍부한 의사의 도움을 받는 것도 좋습니다.

당뇨약은 체중을 증가시킵니다

비만은 당뇨병을 일으키는 주된 요인입니다. 많은 당뇨병 환자들이 인슐린을 투여받고 있습니다. 그런데 당뇨환자들은 이미 과도한 인슐린으로 인해 인슐린 저항성 상태입니다. 당뇨병 환자에게 인슐린을 투여하는 것은 인슐린이 넘쳐나는 사람에게 다시 인슐린 폭탄을 투하하는 행위입니다. 이러한 인슐린 투여는 다시 비만을 유발합니다. 인슐린은 지방을 만드는 호르몬이기 때문입니다. 이러한 치료는 **악순환의 반복**이며 **의학적 모순**입니다. 혹시 인슐린 치료를 받고 있는 제2형 당뇨병 환자입니까? 아니면 설포닐유레아sulfonylurea경구용 약물을 복용하십니까? 이 약물은 췌장의 베타세포에서 인슐린 분비를 촉진합니다. 쉽게 말씀드리면 췌장을 쥐어짜는 약물입니다. 장기적으로 췌장을 혹사시킵니다. 그래서 경구용 약물이나 인슐린 처방은 신중할 필요가 있습니다.

앳킨스 영양학의 **전환** 단계는 인슐린과 설포닐유레아 약물의 복용량을 점진적으로 줄이기 위한 프로그램입니다. 이미 수천 명의 당뇨병 환자들이 인슐린과 경구용 약물을 필요 없도록 만들었습니다. 모두 아무런 부작용도 없었습니다. 하지만 담당의사와 상의 없이 복용약을 중단하지는 마십시오. 과체중과 인슐린 저항성이 있는 당뇨병 환자에게 도움이 되는 유일한 약은 메트포르민metformin이라는 것을 알게 될 것입니다. 그리고 크롬, 바나듐, 알파 리포산, 아연, 비오틴, 그리고 코엔자임Q10은 인슐린 저항성이 있는 사람들에게 도움을 줄 수 있습니다.

관절염 약은 대체가 가능합니다

비스테로이드 항염증제NSAIDs: Non-steroidal anti-inflammatory drugs인 관절염 약을 복용하고 있다면 이제는 약의 중단을 고려할 때입니다. 이유는 간단합니다. 관절염의 통증을 감소시키는 모든 약은 체중 증가를 초래할 수 있기 때문입니다. 어느 누구도 관절염 치료약이 체중 증가에 얼마나 영향을 미치는지에 대한 연구를 지원한 적이 없습니다.

좋은 소식은 관절염 증상을 완화할 수 있는 필수 영양소가 있다는 사실입니다. 관절염에 가장 효과적인 자연요법은 메틸설포닐메탄MSM, 세틸 미리스톨레이트CMO, 브로멜레인Bromelain, 비타민B5 판테틴Pantethine, 생강, 강황, 구리입니다. 비염증성 관절염의 경우, 자연 치료법은 글루코사민 황산염, 콘드로이틴Chondroitin, 나이아신아마이드Niacinamide, 해삼, 생선기름 그리고 비타민 B 복합체를 포함합니다. 관절염 약물을 영양제로 대체하는 것은 다른 질병보다 직접적인 효과가 있습니다.

앳킨스 영양학은 처방 약물의 양을 줄이는 것이 목표입니다. 하지만 대부분의 약물들이 통증을 완화해주기 때문에 저는 환자들에게 적절한 최저 복용량을 결정하라고 권유합니다. 약물의 복용량을 줄이면 체중 감량이 재개될 것입니다. 스테로이드 약물은 생명을 구할 수 있지만, 장기간 사용할 경우 대사적 문제를 일으킵니다. 이 약들은 부종과 체중 증가를 유발합니다. 또한 신장과 췌장을 손상시키고 당뇨병을 일으킬 수 있습니다. 관절염을 완화할 수 있는 영양 보충제가 체중 감량을 방해하지 않는 안전한 대안입니다.

탄수화물 제한은 혈압을 낮춥니다

당신이 체중 감량을 하지 못하는 이유가 고혈압 약물 때문이면 좋겠습니다. 그 이유가 궁금하십니까? 제 경험상 혈압약은 쉽게 끊을 수 있는 약이기 때문입니다. 일반적인 고혈압 약물은 이뇨제의 역할을 합니다. 신장의 중요한 기능인 미네랄 흡수를 방해함으로써 혈압을 낮춥니다. 나트륨과 염화물의 재흡수 기능을 차단하면 몸에서 염분이 빠져나가고 체내 수분을 줄여서 혈압을 낮춥니다.

하지만 신장 기능을 억제하는 것은 칼륨, 마그네슘, 칼슘, 크롬, 아연 그리고 중요한 미네랄을 보유하는 능력도 잃게 만듭니다. 이뇨제는 미네랄 결핍을 유발하며 많은 문제를 일으킬 수 있습니다. 수많은 연구들에서 이뇨제가 당뇨병을 악화시키고, 혈당을 상승시키는 것으로 밝혀졌습니다. 또한 인슐린 수치, 중성지방과 체질량지수를 증가시킵니다. 이러한 이유로 저는 환자들에게 이뇨제 복용을 중단하고, 대신에 신장에 악영향을 미치지 않는 천연 아미노산인 L-타우린 L-taurine으로 대체할 것을 권유합니다.

다른 종류의 고혈압 약은 베타 차단제β-blocker입니다. 이 약물을 복용하고 있다면 약물 중단에 대해 걱정할 필요가 없습니다. 왜냐하면 탄수화물 제한 식단은 혈압 자체를 낮춰 주기 때문입니다. L-타우린 외에도 마그네슘, 호손베리, 코엔자임Q10, 카르니틴 그리고 마늘과 같은 음식으로 혈압을 조절할 수 있습니다. 앳킨스 영양학은 자연스럽게 혈압을 낮추기 때문에 약을 계속 복용할 필요가 없습니다. 단, 약을 중단하기 전에 의사와 상의하시기 바랍니다.

갑상선 기능 저하를 체크하세요

갑상선은 신진대사의 속도를 조절하는 역할을 합니다. 갑상선의 활동상태가 떨어지면 의학적으로 갑상선 기능 저하 판정을 받습니다. 이 상태는 기초대사가 느려져서 체중 감량을 방해합니다. 갑상선은 우리 몸의 체온을 조절합니다. 갑자기 추위에 민감하다고 느끼면 갑상선 기능 저하를 의심해볼 수 있는 첫번째 징후 중 하나입니다. 갑상선 호르몬은 나이가 들수록 자연스럽게 감소하는 경향이 있습니다. 실제 성인의 25%는 갑상선 기능 저하로 고통을 받고 있습니다. 특히 폐경기 여성의 경우 에스트로겐의 급격한 감소가 갑상선 기능을 떨어뜨립니다.

의사는 갑상선 기능 저하를 확인하기 위해 뇌하수체에서 생성되는 갑상선 자극 호르몬TSH: Thyroid stimulating hormone 뿐만 아니라, 갑상선 호르몬인 T4, T3의 생성을 평가하기 위해 혈액 검사를 합니다. 이 검사로 모든 갑상선 기능 저하 증상을 판단할 수 있는 것은 아닙니다. 먼저 몸의 변화를 점검할 필요가 있습니다. 예를 들어, 체중 증가와 감소, 탈모, 피로와 무기력, 우울감, 피부 건조, 만성 변비, 기억력 저하, 콜레스테롤 수치 상승입니다. 이러한 증상들은 갑상선 기능이 떨어지고 있음을 경험적으로 알 수 있게 해줍니다.

갑상선 기능 저하증을 확인할 수 있는 간단한 방법이 있습니다. 심지어 의사에게 갈 필요도 없습니다. 바로 **반스 기술**the Barnes technique 입니다. 4일 동안 하루에 4번 구강 체온계로 체온을 재십시오. 평균 체온 36.5도를 유지하는지 확인하십시오. 만약 체온이 서서히 내려 간다면 갑상선 기능 저하증을 강력히 의심할 수 있습니다. 체온이 현저히 낮으면, 바로 의사를 찾아가서 혈액검사를 받으십시오.

드물게 갑상선 기능이 떨어지는 경우는 티로신과 요오드의 결핍때문입니다. 둘 다 갑상선 호르몬 T3를 만드는데 도움을 줍니다. 아연과 셀레늄은 갑상선 호르몬 T4를 T3으로 전환하는 효소 생성을 돕습니다. 하지만 영양 결핍이 갑상선 기능 저하증의 원인이 되는 경우는 많지 않습니다. 다른 원인으로는 자가면역 반응입니다. 저는 갑상선 문제를 치료하기 위해 임상실험을 이용합니다. 처음에는 매우 낮은 갑상선 호르몬 대체제를 처방합니다. 환자에게 적절한 복용량에 도달했을 때, 환자들은 과거보다 높은 에너지와 활력을 느끼기 시작합니다. 무엇보다 체중 감량이 시작됩니다.

20장
숨은 방해꾼, 칸디다 알비칸스

효모 과성장은
체중 감량을 방해하는 장애물입니다.
또한 면역체계를 교란하여 건강을 해칩니다.
항생제, 호르몬제, 스테로이드, 스트레스, 면역 억제제.
효모 과성장을 일으키는 용의자는 너무나 많습니다.
용의자 중 가장 강력한 범인은
바로 '설탕'입니다.

효모는
체중 감량을 방해합니다

로리 율Laurie Yule은 152cm, 60kg이었습니다. 그녀의 목표 체중은
53kg이었는데, 다행히 55kg까지 쉽게 감량했습니다. 그런데 체중 감
량 도중 심각한 기관지염에 걸린 후 의사로부터 항생제를 맞았습니
다. 그 이후 더부룩함을 느끼기 시작했고 체중 감량에도 어려움을 겪
었습니다. 항생제는 그녀의 장내 미생물의 균형을 망가뜨렸고 효모
가 과다 성장하였습니다. 식단에서 효모 음식을 제거하자 더부룩함
은 사라졌습니다. 결국 그녀는 체중 고원을 넘어 한 달 만에 목표 체
중을 달성했습니다.

체중 감량을 방해하는 것은 무엇일까요? 수많은 용의자가 있지만
강력한 범인 중 하나는 **효모**Yeast라고 불리는 단세포 곰팡이입니다.
범인의 의학적 명칭은 **칸디다 알비칸스**Candida albicans입니다. 이 곰팡
이는 인간의 장에 서식하는 400종의 토착 미생물 중 하나입니다. 칸
디다가 우리 몸에 존재하는 것은 정상이고, 다른 장내 미생물과의 건
전한 경쟁은 도움이 됩니다.

그런데 칸디다는 기회주의의 속성을 갖고 있습니다. 심한 스트레
스를 받으면 소리 없이 몸에 퍼지는 경향이 있습니다. 칸디다의 과성
장은 우리 몸을 칸디다에 민감하게 만듭니다. 칸디다가 장을 장악하
게 되면 소화 기능을 약화시키며 장내 환경을 악화시킵니다. 또한 면

역력을 약화시킵니다. 이러한 증상은 매우 흔해서 3명 중 1명 꼴로 나타납니다. 이 문제는 책의 주제와 거리가 멀어 보일 수 있습니다. 하지만 효모 반응은 체중 감량에 영향을 미칩니다. 많은 의사들은 효모를 구강염 또는 질염의 형태로만 치료합니다.

하지만 효모의 문제는 훨씬 더 광범위한 문제입니다. 저는 수천 명의 사람들에게서 이러한 증상들을 보았고, 많은 경우가 효모의 과다 증식 때문이라는 것을 알게 되었습니다. 수백만 명의 미국인들이 효모의 과성장으로 고통받고 있습니다. 문제는 대부분의 사람들이 자신이 효모에 감염됐다는 사실을 알지 못하고 있다는 것입니다. 항생제는 생명을 구할 수 있지만 자주 그리고 너무 많이 처방되곤 합니다. 피임약, 스테로이드, 호르몬 대체치료HRT 등도 효모 과성장에 강력한 영향을 미칩니다. 몸에 효모가 과성장하고 있다면, 이러한 약들에 대해 중요한 결정을 내려야 합니다. 장내 유익한 박테리아의 균형을 변화시켜 칸디다를 억제해야 하기 때문입니다. 효모는 앳킨스 영양학을 방해합니다.

효모의 증상은 다음과 같습니다.

· 가스, 붓기, 속쓰림, 변비, 설사, 복부 경련으로 고생하십니까?

· 콧물과 코막힘 증상이 계속되나요?

· 알레르기성 두통을 앓고 있나요?

· 자주 멍함 또는 뇌안개를 느끼나요?

· 향수나 화학적인 냄새가 신경 쓰이나요?

· 축축하고 습한 날에 기분이 더 나빠지나요?

· 자주 우울하거나 짜증이 나나요?

· 달콤한 음식을 자주 갈망하나요?

· 붓는 증상이 있나요?

· 잠을 충분히 자도 기력이 떨어집니까?

· 피부 발진, 두드러기 등의 증상이 있나요?

· 항문이나 질에 가려움증이 있나요?

· 생리불순과 발기부전을 경험하나요?

· 질염, 전립선과 같은 비뇨기 증상이 재발하고 있나요?

· 혹시 다양한 감염에 취약해진 것 같나요?

효모의 발생 원인은 다음과 같습니다.

· 설탕과 정제 탄수화물이 많은 식단

· 항생제를 반복적으로 복용하는 경우

· 피임약, 불임약 또는 다른 호르몬 치료제

· 스테로이드 약물

· 만성적이고 과도한 스트레스

· 면역 억제제

효모 과성장의 원인과 해결책

저는 식단이 효모를 유발한다는 사실을 공식적인 연구를 통해 증명할 수는 없습니다. 하지만 실제 임상경험을 통해 잘못된 음식이 칸디다의 성장과 확장을 부추길 수 있음을 확신하고 있습니다. 효모의 성장에 영향을 미치는 가장 나쁜 범인은 누구일까요? 바로 '**설탕**'입니다. 그래서 칸디다 환자들은 아이스크림, 사탕, 액상과당, 메이플시럽, 당밀 등을 멀리하도록 주의해야 합니다. 과일 주스에 들어있는 천연 과당과 우유에 들어있는 젖당도 금해야 합니다. 효모 과증식을 예방하는 가장 좋은 방법은 **탄수화물 섭취를 조절하는 것**입니다.

피해야 할 또 다른 음식들이 있습니다. 효모와 곰팡이를 함유한 음식입니다. 치즈, 식초, 간장 그리고 발효 조미료와 버섯, 사우어크라우트서양식 김치, 사워크림, 땅콩 등을 포함합니다. 또한 견과류는 곰팡이가 자주 발생할 수 있습니다. 효모가 함유된 비타민, 와인, 맥주, 양주 등도 포함됩니다. 알레르기 증상이 있다면 효모와 곰팡이가 상호작용하고 있음을 기억하십시오. 즉, 하나의 반응은 다른 것에 연쇄반응을 일으킵니다.

음식의 효모와 곰팡이뿐만 아니라 환경오염이 있는 장소도 피해야 합니다. 여기에는 '헌 집 증후군'을 앓고 있는 건물, 축축한 지하실, 그리고 환기가 잘 되지 않는 욕실이 포함됩니다. 만약 꽃가루에서 유발되는 계절성 알레르기를 경험하고 있다면, 몸은 이미 스트레스를 받고 있는 상태입니다. 훨씬 더 효모 민감성에 취약할 수밖에 없습니다.

곰팡이 노출을 줄이는 한 가지 방법은 식단에서 효모와 곰팡이를 제거하는 것입니다. 그러면 알레르기 증상을 감소시킬 수 있습니다. 효모 과성장은 면역체계를 교란하여 건강을 해친다는 사실을 기억해야 합니다. 곰팡이 민감성과 함께 효모의 과성장은 체중 감량을 억제합니다. 이것은 몸에서 지방을 태우는 데 필요한 에너지를 고갈시킵니다.

해결책으로 효모와 곰팡이가 함유된 음식을 모두 제거하고 알레르기 증상이 사라지기를 기다려야 합니다. 보통 4주에서 6주 정도 시간이 필요합니다. 증상이 호전되지 않으면 문제의 원인은 효모 때문이 아닐 수 있습니다. 만약 4주에서 6주 후에 증상이 나아지면 증상이 다시 재현되는지 조심스럽게 다시 발효음식들을 섭취해보세요. 그리고 몸에 나타나는 증상을 세심하게 관찰하기 바랍니다. 효모와 관련된 증상은 발효식품의 섭취를 줄이라는 몸의 경고입니다. 덥고 습한 환경 속에서 생활하면 집에 상당한 양의 곰팡이가 서식하고 있을 수 있습니다. 침실에 공기청정기를 설치해서 먼지와 곰팡이로 인한 알레르기 반응을 줄이십시오. 경제적 여유가 된다면 집안 곳곳에 공기청정기를 설치하는 것도 좋은 해결책입니다.

유익한 박테리아는 효모를 관리하는 데 필수적입니다. 만약 칸디다 알비칸스가 과도하게 성장했다면 좋은 박테리아로 장을 채우는 것이 분명 도움이 됩니다. 효모의 과성장을 직접적으로 억제하는 산도필루스, 비피도 박테리움, 불가리쿠스와 같은 유익한 박테리아를 포함한 **프로바이오틱스**를 추천합니다. 냉장 보관하지 않아도 되는 것이 좋습니다. 가장 좋은 제품은 빛을 차단하는 용기에 담겨 판매됩니다. 좋은 제품을 사기 위해 약간의 돈을 투자하는 것은 충분한 가치가 있습니다. 효모의 과성장에 좋은 영향을 주는 다른 영양소들은 카프릴산, 운데실산, 오레가노 오일 그리고 올리브 잎 추출물을 포함합니다. 제 마지막 조언은 효모를 조심스럽게 섭취하라는 것입니다. 효모는 다른 알레르기처럼 면역 체계에 큰 부담을 줄 수 있습니다. 칸디다 과성장이 인체에 미치는 영향은 앞으로 더 많은 연구가 있어야 한다고 생각합니다.

21장
당뇨병으로부터의 자유

당뇨병은
조직폭력배의 대부임을 잊지 마십시오.
비열한 그리고 지독한 악당입니다.
당뇨약을 복용하는 환자들은
더 이상 당뇨병이
악화되지 않을 거라고 믿고 있습니다.
이것은 위험한 착각입니다.
지금 앳킨스 영양학을 시작하세요.

쌍둥이 전염병이 폭발하고 있습니다

자넷 드레이크Janet Drake는 무려 17년 동안 당뇨병을 앓아 왔습니다. 한쪽 발가락에서 시작된 작은 물집은 봉와직염으로 악화되었고, 순식간에 다리 전체로 번졌습니다. 봉와직염蜂窩織炎은 피부가 붉게 변하면서, 통증이 동반하는 세균성 감염 질환입니다. 심할 경우 피부가 괴사하고 최악의 경우 패혈증으로 사망할 수 있습니다. 담당의사는 심각한 표정으로 경고했습니다.

"즉각 혈당을 내리지 않으면 다리 전체를 절단해야 합니다."

그녀는 매일 인슐린 주사와 당뇨약 글루코파지를 함께 복용하였습니다. 그럼에도 혈당 수치는 300에서 떨어질 줄을 몰랐습니다. 높은 혈당 수치는 그녀를 절망의 늪에 빠지게 했습니다. 그런데 그녀는 우연히 서점에서 앳킨스 영양학을 만났습니다. 엡손Epson소금을 넣은 물통에 발을 담그고 책을 읽기 시작했습니다. 그녀는 회상합니다.

"지푸라기라도 잡고 싶은 심정이었어요. 천만다행으로 운 좋게 기회를 만났지요. 저는 책을 읽자마자 바로 앳킨스 영양학을 시작했어요. 1주일이 지나자, 혈당은 190으로 떨어졌고요. 2주일이 지나자 혈당은 150로 떨어졌습니다. 담당의사는 인슐린 주사를 중단했고, 나중에는 당뇨약도 끊을 수 있었어요. 앳킨스 영양학은 절망의 늪에서 허우적대던 저를 구해줬습니다."

그녀의 변화가 모든 것을 말해주고 있습니다. 그녀의 혈압은 180/90이었습니다. 앳킨스 영양학을 시작한 뒤 혈압은 110/70입니다. 300을 넘나들던 혈당 수치는 114를 유지하고 있습니다. 총 콜레스테롤 수치는 30하락하여 180이 되었습니다. HDL 콜레스테롤과 중성지방 수치도 정상이 되었습니다. 체중은 무려 22kg이나 감량했습니다. 그리고 멋진 변화가 찾아왔습니다. 그녀는 지금 당뇨병 환자들을 대상으로 영양과 건강에 대해 상담을 시작했습니다.

만성질환이 활화산처럼 폭발하고 있습니다. 비만과 제2형 당뇨병은 폭발의 주된 원흉입니다. 이 질병들은 조직 폭력배처럼 선량한 시민들을 공포에 몰아넣고 있습니다. 비만과 당뇨는 동전의 양면이며, 쌍둥이 전염병입니다. 이 전염병들은 공통분모가 있습니다. **인슐린 저항성**과 **고인슐린혈증**입니다. 고인슐린혈증은 인슐린 호르몬이 혈액 속에 과다해지는 것이며, 인슐린 저항성은 세포가 인슐린을 거부하는 현상입니다. 두 악당이 우리를 동시에 협공하고 있습니다. 제2형 당뇨병 환자의 80% 이상이 비만이며 대부분의 비만인들은 당뇨병의 뇌관을 가지고 있습니다.

쌍둥이 전염병의 폭발적 증가는 미국의 전형적인 식단 변화와 일치하고 있습니다. 이 전염병이 본격적으로 창궐하는 시기는 총 소비 칼로리에서 지방 섭취의 비율이 40%에서 33%로 떨어진 시점입니다. 이 시기에 정제 탄수화물의 섭취는 기하급수적으로 증가했습니다. 영국 외과 의사 클리브T. L. Cleave는 당뇨병과 심혈관계 질환이 본격화된 시점을 밝혀냈습니다. 만성질환의 폭발 시점은 정제 탄수화물을 섭취하기 시작한 후 20년이 지난 시점이었습니다. 그는 2025년에 전세계적으로 당뇨병 환자가 폭발적으로 증가할 것이라고 예측했습니다. ※ 편집자 주: 2021년 전세계 당뇨병 환자는 14억 명에 육박하고 있습니다.

당뇨병은 국가적 위기입니다. 미국 질병통제센터CDC는 1천 6백만 명의 성인들이 당뇨병을 앓고 있다고 추정했습니다. 매년 80만 건의 새로운 사례가 진단되고 있습니다. 이 병으로 인한 직간접 비용은 연간 980억 달러로 추산되고 있습니다. 설상가상으로 어린이들조차도 제2형 당뇨병의 위험에 처해 있습니다. 신시내티 연구Cincinnati Study에 의하면 10세에서 19세 사이의 어린이와 청소년의 제2형 당뇨병 발병률이 10배나 증가했습니다. 새로운 의학적 연구들은 당뇨병이 인류를 위협할 수 있음을 지속적으로 경고하고 있습니다. 더구나 흑인, 라틴계, 그리고 아메리카 원주민들은 백인들보다 당뇨병에 걸릴 위험이 상당히 높은 것으로 밝혀졌습니다.

당뇨병은
몸을 폐허로 만듭니다

많은 사람들이 아직도 당뇨병을 심각한 질병으로 생각하지 않고 있습니다. 이렇게 말하는 사람들도 있습니다.

"혈당을 통제하는 것이 어렵다면 혈당약을 먹으면 되겠네요."

"그냥 인슐린 주사를 맞고 식단을 조심하면 되지 않을까요?"

저는 두렵습니다. 당뇨병은 동네 불량배가 아닙니다. 당뇨병은 조직폭력배의 대부임을 잊지 마십시오. 대부의 자격은 그냥 주어지지 않습니다. 당뇨병은 비열하고, 지독하고 그리고 음흉한 악당입니다. 당뇨병은 사람들을 실명失明하게 만드는 가장 큰 원인이며 만성 신부전, 심장병, 다리 절단을 일으키는 주범입니다. 매년 8만 6천 명의 미국인들이 당뇨병성 족부궤양으로 다리 절단 수술을 받고 있습니다.

※ 편집자 주: 한국은 매년 2,000명이 발을 절단하고 있으며, 전세계적으로는 20초에 1명씩 다리를 절단하고 있습니다.

과거부터 의사들은 50~60대의 당뇨병을 진단해왔습니다. 하지만 최근의 조사에 따르면 베이비부머 세대의 평균 발병 연령은 '37세'라고 합니다! 더구나 당뇨병의 발병 연령이 빠르게 낮아지고 있습니다. 저는 이런 현실이 두렵습니다. 제2형 당뇨병은 난데없이 생겨나지 않습니다. 당뇨병의 위험에 빠져 있다면 지금, 서약하십시오. 당뇨병을 일으키는 음식들과 결별하겠다고 말입니다.

미국 식단은 정제 탄수화물이 범람하고 있습니다. 정크푸드의 대부분은 설탕과 밀가루로 구성되어 있고 과도한 혈당과 인슐린 수치를 높이고 있습니다. 우리의 몸은 아직 원시 인류의 몸과 다르지 않습니다. 원시 인류의 몸은 과도한 정제 탄수화물에 익숙하지 않습니다. 그래서 정크푸드를 먹으면 쏟아지는 혈당으로 인해 몸에는 요란한 사이렌이 울립니다. 췌장은 위급상황에 대처하기 위해 긴급하게 다량의 인슐린을 급파합니다. 스무 살 청춘이라면 정크푸드로 인한 위급상황을 눈치채지 못할지도 모릅니다. 과도한 혈당과 인슐린을 충분히 방어할 수 있는 몸 상태이니까요.

하지만 그 피해는 자신도 모르게 차곡차곡 쌓입니다. 인슐린 저항성은 점차 늘어나고 몸은 최대한 버티기 위해 안간힘을 씁니다. 비만과 과체중인 사람들은 대부분 인슐린 저항성을 갖고 있습니다. 엄청난 양의 인슐린 분비는 혈당 수치를 비정상적인 수준으로 떨어뜨립니다. 저혈당으로 인한 아득함은 경험해보지 못한 사람은 알 수 없습니다. 심한 경우 정신을 잃고 위급상황을 맞이하게 됩니다. 다시 말씀드리겠습니다. 비만, 고혈압, 높은 중성지방, 불안정한 혈당의 공통분모는 바로 **고인슐린혈증**입니다.

당뇨병 전문의인 랄프 드 프론조Ralph de Fronzo박사는 당뇨병이 보통 5단계로 진행됨을 밝혔습니다. 기존 의학에서는 포도당 부하검사GTT를 일상적으로 권장하지 않기 때문에 질병 초기에 위험한 상황을 거의 찾을 수 없습니다. 저는 조기 진단이 당뇨병의 전염을 멈추게 할 수 있다고 믿습니다. 단계는 다음과 같습니다.

1단계 - 인슐린 저항IR: Insulin Resistance만 있습니다.

2단계 - 인슐린 저항IR과 고인슐린혈증hyperinsulinism이 있습니다.

3단계 – 인슐린 저항IR, 고인슐린혈증, 포도당 부하검사GTT에 이상
    이 있습니다.
4단계 – 인슐린 수치가 높은 제2형 당뇨병입니다.
5단계 – 인슐린 수치가 낮은 제2형 당뇨병입니다.

당뇨병으로 가는 길은 급커브도 없고 가파른 오르막도 없습니다. 초기에는 특별한 증상이 없습니다. 오랜 시간 아무도 눈치를 채지 못합니다. 혈당과 인슐린 수치가 임계점을 넘는 순간, 불쾌한 목적지에 서있는 자신을 드디어 발견하게 됩니다. 당뇨병 진단을 받게 된 후, 혈당 수치는 더 이상 요동치지 않습니다. 왜냐하면, 이미 매우 높은 수준이니까요. 과도한 인슐린 저항성으로 인해 인슐린이 효과적으로 제 역할을 하지 못하거나4단계, 췌장이 오랜 기간 소진되어 충분한 인슐린을 만들 수 없게 됩니다5단계. 어느 단계이든 오랜 시간 잘못된 식단의 결과입니다. 당뇨 전단계부터 대처해야 합니다.

당뇨병의 공습을 받게 되면 다음과 같은 생리학적 현상을 경험합니다. 세포와 간으로 운반되지 못한 혈당이 소변으로 흘러나옵니다. 소변을 자주 많이 보고 지속적인 갈증이 생깁니다. 세포에 혈당이 전달되지 못해 에너지가 소진되며 만성적인 피로 상태에 빠집니다. 혈관에 염증이 발생해서 근육 통증이 발생합니다. 여기서 끝나지 않습니다. 잇몸 염증, 즉 치주염이 심해지면서 치아를 잃을 수 있습니다. 발기부전이 생기고 원만한 부부생활도 파괴됩니다. 이런 위급상황에

서 몸은 부족한 에너지를 공급하기 위해 자신의 몸, 즉 근육을 태웁니다. 이때부터는 걷잡을 수 없이 체중이 감소하기 시작합니다. 몸 전체가 초토화되기 시작합니다. 이러한 파국을 피하기 위해서는 제 경고를 귀담아 들어주십시오. 지금 자신이 어느 곳에 서 있는지 알아야 합니다. 그래야 원인을 알 수 있고 해결책을 찾을 수 있습니다.

앳킨스 영양학은
당뇨병을 치유합니다

현대의학은 당뇨병의 근본 원인을 모르고 있을까요? 그렇지 않다고 생각합니다. 많은 의료 전문가들이 당뇨병의 근본 원인에 대해 알면서도 그 해결책을 실행에 옮기지 않는 경우가 많습니다. 서글픈 현실입니다. 모든 질병 치료의 첫번째 열쇠는 질병 원인에 대한 과학적 이해이고, 두 번째 열쇠는 그 이해를 바탕으로 치료해야 한다는 것입니다.

모두가 알고 있는 진실이 있습니다. 제2형 당뇨병은 과도한 양의 인슐린 호르몬과 관련이 있습니다. 인슐린이 제 역할을 하지 못하게 되어서 혈중 포도당 수치가 상승하게 됩니다. 높은 인슐린 수치는 높은 중성지방 수치와 낮은 HDL 콜레스테롤 수치를 보입니다. 이러한 지표들은 암, 고혈압, 당뇨병 그리고 심장병의 위험요인을 치솟게 합니다. 이들 환자의 숫자는 기하급수적으로 늘어나고 있습니다.

모두에게 묻겠습니다. 인슐린 수치를 증가시키는 근본적인 원인은 무엇입니까? 의료 전문가들 그리고 우리, 모두 알고 있습니다. 주된 원인은 **잘못된 종류의 탄수화물**을 너무 많이 섭취하기 때문입니다. 단백질의 과다 섭취는 혈당 수치에 영향을 줄 수 있지만, 단백질이 근육량을 증가시킬 때는 인슐린을 증가시키지 않습니다. 가장 중요한 사실은 지방은 인슐린 수치를 높이지 않는다는 것입니다.

수많은 당뇨병 환자들이 고탄수화물 식사로 혈당을 올리면서, 동시에 혈당을 떨어뜨리는 약을 복용하고 있습니다. 약을 복용하는 환자들은 적어도 당뇨병이 악화되지 않을 거라고 믿고 있습니다. 이것은 **위험한 착각**입니다. 인슐린과 당뇨약을 지속적으로 복용하는 것은 서서히 죽음의 그림자를 초대하는 것입니다. 소리 없이 파멸의 길을 걷고 있는 것입니다. 그래서 당뇨병을 침묵의 살인자라고 부릅니다.

반면에 앳킨스 영양학은 탄수화물 제한을 통해 혈당에 거의 영향을 미치지 않습니다. 탄수화물을 소비하는 몸에서 지방을 태우는 몸으로 전환시킵니다. 에너지 시스템의 변화를 통해 과도한 인슐린 분비를 멈추게 합니다. 이는 매우 중요한 부분입니다. 안정적인 혈당은 당뇨병의 위험에서 벗어날 수 있음을 말합니다. 저는 실제 임상에서 환자들의 음식 일기를 꼼꼼히 체크하고 있습니다. 저지방 고탄수화물 식단을 따르는 당뇨병 환자들을 식사 후 약 90분 뒤에 검사하면, 혈당이 정상수치보다 100이상 올라가는 것을 수도 없이 확인하였습니다. 반면에 당뇨병 환자들이 스테이크, 돼지고기, 구운 치킨과 샐러드를 먹으면 혈당 수치가 20이상 올라가지 않습니다. 놀라운 결과가 아닌가요?

1950년대까지 탄수화물 제한 요법은 당뇨병에 대한 표준 치료법이었습니다. 하지만 현재 미국당뇨협회ADA는 탄수화물 제한식단의 치료 효과에 대해 단 한 번도 제대로 된 테스트를 진행하지 않고 있습니다. 지난 7~8년 동안 수행된 작은 연구 사례가 있습니다. 텍사스 대학 사우스웨스턴 메디컬 센터the University of Texas Southwestern Medical Center의 아비만유 가르그Abhimanyu Garg박사 연구팀은 고지방 식단과 고탄수화물 식단을 비교 연구하였습니다. 연구결과, 고탄수화물 식단은 중성지방 수치와 초저밀도VLDL콜레스테롤 수치를 각각 24% 증가시켰으며, 혈당 수치를 10%, 인슐린 수치를 12% 증가시켰습니다. 호주의 연구Australian Study에서는 고탄수화물·저지방 식단이 심각한 당뇨병을 앓고 있는 환자들의 혈당과 콜레스테롤 수치 모두에 좋지 않은 영향을 미치고 있음을 지적했습니다.

당뇨병은 심장병의 심각한 위험 원인입니다. 당뇨병을 앓고 있다면 심장병이라는 시한폭탄을 안고 있는 것입니다. 높은 인슐린 수치가 심혈관계 시스템에 미치는 피해는 엄청납니다. 과체중과 고혈압을 동시에 가지고 있다면 엄청난 파장이 예견됩니다. 산숨의학연구재단 Sansum Medical Research Foundation에서는 탄수화물 제한 요법이 당뇨병에 미치는 영향을 연구 수행하였습니다. 당뇨병 환자들에게 탄수화물을 25%로 제한한 식이요법을 8주 동안 시행했습니다. 그 후 동일한 환자들에게 탄수화물을 55%로 늘린 식이요법으로 바꾸었습니다. 연구결과, 탄수화물을 25%로 제한한 식이요법을 진행했을 때 피실험자들의 혈당, 혈압, 체중 모두가 낮아졌습니다.

이러한 연구들을 접할 때마다 변화의 필요성을 절감하게 됩니다. 탄수화물 섭취를 제한함으로써 혈당과 인슐린을 조절하는 것은 놀랄만한 일이 아닙니다. 더구나 탄수화물 제한 요법은 심장병의 위험인자를 줄이는 데 탁월한 효과가 있습니다. 너무나 오랜 시간 당뇨병 표준 치료법으로 인해 선량한 사람들이 너무나 커다란 피해를 입고 있습니다. 이제 상식을 인정하는 의학계의 용기가 필요할 때입니다.

당뇨병에 도움되는 영양 보충제

혈당과 인슐린 장애에 도움이 되는 영양소를 소개 드리겠습니다. 첫 번째로 가장 중요한 영양소는 크롬chromium입니다. 이 영양소는 포도당 내성 인자의 필수적인 부분입니다. 불균형한 신진대사를 교정하는 데 매우 큰 효과가 있기에, 과체중인 사람에게는 필수적이라고 생각합니다. 크롬은 총 콜레스테롤 수치를 낮추고, HDL 콜레스테롤을 높이는데 도움을 줍니다. 크롬의 적절한 투여량은 하루에

200~1,000mcg입니다.

두 번째로 중요한 영양소는 **바나듐**vanadium입니다. 이 영양소는 대부분의 연구에서 인슐린 저항성과 인슐린 부족을 퇴치하는 데 도움이 됩니다. 바나듐의 일반적인 용량 범위는 매일 30~60mg입니다. 바나듐은 신장에 스트레스를 줄 수 있는 영양소이기에 항상 신장의 상태를 함께 지켜봐야 합니다.

세 번째로 중요한 영양소는 **아연**zinc입니다. 이 미네랄은 인슐린 분비를 활성화하며 항산화 효과를 발휘합니다. 그 밖에 당뇨병 환자에게 도움이 되는 다른 미네랄은 마그네슘, 망간, 셀레늄 등이 있습니다. 비타민, 특히 비타민C와 B복합체는 당뇨병 환자들에게도 중요합니다. 다른 영양소로는 코엔자임Q10, 필수 지방산 감마 리놀렌산GLA과 오메가3EPA가 있습니다.

저는 당뇨환자에게 인슐린 주사제와 설포닐유레아Sulfonylurea계열의 경구용 약물을 무제한 사용하는 것에 대해 오랫동안 반대해 왔습니다. 대부분의 제2형 당뇨병 환자들은 너무 많은 인슐린을 생산하고 있기 때문에, 당뇨 약물들은 상황을 더 악화시킬 뿐입니다. 탄수화물 섭취량을 낮춘 시기부터는 약물 복용량을 점차 낮춰야 합니다. 저혈당 증상을 예방해야 하기 때문입니다. 물론 인슐린과 경구용 약물을 무조건 반대하는 것은 아닙니다. 이 약물들은 일정 수준에서 인슐린 저항성을 극복하는 데 효과가 있습니다. 특히 **메트포르민**metformin은 체중 감량에도 긍정적인 효과가 있고, 혈중 지질 수치를 개선할 수 있는 약물입니다. 다른 경구용 약물보다 부작용도 낮은 것으로 판단됩니다.

탄수화물 제한은
최고의 보험입니다

지난 20년 동안, 과학은 높아진 혈당 수치가 노화에 많은 영향을 미치는 것을 발견했습니다. 당뇨병은 신체 장기와 조직에 악영향을 미치며, 노화를 가속화하고 있습니다. 왜 고혈당이 피부, 신경, 눈, 관절, 동맥을 손상시킬까요? 손상의 원인 중 하나는 포도당이 단백질에 흡착되기 때문입니다. 이러한 현상을 **당화 반응**glycation reaction이라고 합니다. 록펠러 대학의 과학자들은 당화 반응은 단백질 분자의 구조가 돌이킬 수 없는 형태로 변이되는 현상임을 밝혀냈습니다. 당화는 적혈구의 운동성을 저해하고 혈관의 탄력성을 잃게 만듭니다. 앤서니 세라미Anthony Cerami박사는 이 분야의 선구자입니다. 화학적 반응으로 인해 변성된 단백질의 구조를 처음으로 밝혀냈습니다. 그 이름은 **최종당화산물**AGEs: Advanced Glycosylation End-products입니다.

인체의 골격을 지탱하는 조직은 콜라겐으로 구성되어 있습니다. 최종당화산물로 인해 가장 먼저 영향을 받는 단백질이 **콜라겐**입니다. 피부가 처지고, 신체 장기는 경직됩니다. 동맥도 커다란 손상을 입게 됩니다. 이러한 손상은 당뇨병과 심장병과의 연관성을 설명해주는 강력한 증거입니다. 최종당화산물은 LDL 콜레스테롤에 달라붙고, 이 LDL 분자는 더욱 산화되어 동맥 표면에 달라붙어 혈관에 심각한 손상을 입힙니다. 최종당화산물은 노화와 혈관질환의 강력한 원인 인자입니다. 즉, **혈당을 관리하는 것이 노화를 관리하는 것**입니다. 혈당을 관리하는 최고의 방법, 바로 **탄수화물 제한 요법**입니다. 그래서 앳킨스 영양학은 최고의 보험입니다.

당뇨병을 앓고 있거나 비슷한 증상을 갖고 있다면 지금 앳킨스 영양학을 시작하십시오! 한 달 안에 혈당장애에 관련된 증상이 완화되거나 사라질 것입니다. 혈당과 인슐린 수치도 정상으로 돌아올 것입니다. 당뇨병과의 결별이 가능합니다. 저는 확신합니다! 앳킨스 영양학은 당뇨병 환자를 치료할 수 있습니다. 그 이유는 제 실제 임상에서 5천 명 이상의 2형 당뇨병 환자를 치료했기 때문입니다. 당뇨병 환자들은 대부분 약물을 중지할 수 있었으며, 인슐린을 사용하는 환자들 중 50% 이상이 주사를 중단했습니다. 정상인이 지금 앳킨스 영양학을 시작한다면, 당뇨병이라는 악당을 만날 기회가 없을 것입니다. **당신은 운이 좋은 것입니다.**

22장
심장병으로부터의 해방

혈관질환이라는
테러가 일상적으로 자행되고 있습니다.
무차별적 공격으로 죽음의 행렬이 계속되고 있습니다.
테러의 배후에는
인슐린 저항성과 고인슐린혈증이 있습니다.
앳킨스 영양학은
심장병에 대한 걱정을 해방시킬 것입니다.

심장병동으로 가는 열차 탑승권

스탠리 스미스Stanley Smith는 고장 난 차를 차고에 밀어 넣다가 갑작스러운 가슴 통증과 함께 바닥에 쓰러졌습니다. 50대 중반의 나이에 143kg 비만이었으며 극심한 고인슐린혈증에 시달리고 있었습니다. 다행히 스탠리의 아내는 앳킨스 영양학으로 성공한 친구를 알고 있었고, 저와 진료 약속을 잡았습니다. 앳킨스 영양학을 시작한지 6개월만에 그의 몸무게는 102kg로 줄었고 인슐린 수치는 안정되었습니다. 혈압약은 과거의 빛 바랜 추억이 되었습니다.

하지만 그는 다시 과거의 탄수화물 섭취 방식으로 돌아갔습니다. 10년 동안 스탠리를 보지 못했습니다. 몸무게는 140kg으로 다시 늘어났고 혈압약이 필요한 상태가 되었습니다. 결국 뉴욕행 비행기 안에서 급성 가슴 통증으로 공항에서 급히 응급실로 후송되었습니다. 다행히 수술을 피할 수 있었지만, 죽음을 넘나드는 시간을 경험했습니다. 그는 다시 제 진료실을 찾아왔습니다. 저는 심장치료EECP를 진행했고 포기했던 앳킨스 영양학을 다시 시작했습니다. 스탠리의 고백입니다.

"운전도 할 수 없어서 아내가 운전을 대신했죠. 첫 2주 동안은 진료실까지 가는 데 휠체어가 필요했어요. 3주째가 되자 휠체어를 밀면서 몸을 안정시킬 수 있었죠. 4주째는 혼자 걸을 수 있게 되었고, 5주째가 되자 직접 운전을 할 수 있었어요. 그 후 8개월 후, 다시 완전히 정상적인 생활을 할 수 있었습니다. 저는 지금도 앳킨스 영양학을 하고 있습니다. 집도 직접 페인트칠하고, 세차도 하고, 정원도 가꾸고 있어요. 매일 더 건강하고 활기찬 기분이 듭니다."

스탠리는 운이 좋았습니다. 그는 최악의 경우 죽거나 영구장애를 당할 수 있었습니다. 다행히 지금은 많이 좋아졌습니다. 체중은 27kg을 감량했고 지금도 매달 1kg을 감량하고 있습니다. 이제는 그가 악몽 같은 과거로 돌아가지 않을 것이라 믿습니다. 늦은 경우는 없습니다.

제가 체중 감량의 필요성을 느낀 것은 40년 전입니다. 젊은 심장전문의로 정신없이 진료에 전념하고 있었습니다. 바쁜 일정임에도 제 체중은 급격히 늘어만 갔습니다. 저칼로리 다이어트를 시도했지만, 배고픔과 끝없는 전쟁을 해야만 했습니다. 배고픔 없는 체중 감량을 하고 싶었습니다. 이러한 열망이 앳킨스 영양학의 시초가 되었습니다. 저는 체중 감량 효과에 기뻤고, 기분도 좋아졌습니다. 그리고 탄수화물과 혈당 및 인슐린 사이의 연관성을 더 깊게 이해하게 되었습니다.

앳킨스 영양학이 암, 심장병, 고혈압, 당뇨병의 해결책이 될 수 있다는 사실을 발견했을 때, 제 기쁨은 상상을 초월했습니다. 그 발견으로 인해 제 환자들은 처방약 없이 건강해질 수 있었습니다. 환자의 직접적인 임상결과들은 제 견해를 지속적으로 뒷받침하고 있습니다. 환자들이 건강을 회복하는 모습은 제 인생의 결정적인 장면이 되었습니다. 그러한 경험들이 쌓여 지금의 앳킨스 영양학으로 새롭게 탄생하게 되었습니다.

신진대사의 저항성이 있는 사람은 체중 감량이 쉽지 않습니다. 비만한 사람들은 정상인과는 다른 위험요인을 안고 있습니다. 그 위험요인들을 다시 말씀드리겠습니다.

· 높은 인슐린 수치

· 높은 혈압 수치

· 폭발하는 중성지방 수치

· 치솟는 총 콜레스테롤 수치

· 낮은 HDL 콜레스테롤 수치

· 혈당 스파이크

이러한 수치를 갖고 있는 분들의 다음 단계는 무엇일까요? 지금 심장병동으로 가는 열차 탑승권을 교부 받은 것입니다. 열차에 탑승하는 순간, 우울한 미래가 썩은 미소를 짓고 있을 것입니다. 이러한 상황에도 정부와 의료업계는 아직도 전형적인 탄수화물 식단을 홍보하고 있습니다. 무지한 식단 정책 덕분에, 종합병원의 심장병동은 환자들로 북새통을 이루고 있습니다. 심장병은 갑작스러운 발병으로 인해 손쓸 겨를도 없이 사망하는 경우가 부지기수입니다. 거기서 끝나지 않습니다. 심장병은 영구장애라는 고통스러운 상처를 남깁니다. 당신이 그 주인공이 될 필요는 없습니다. 이제 심장질환의 위험요소를 제거하고 관리할 수 있는 방법을 알아야 합니다.

저는 오랜 시간 많은 사람들로부터 공격받아 왔습니다. 공격의 이유는 제가 저지방 복음을 존중하지 않고 있다는 것이었습니다. 그들은 이구동성으로 말했습니다.

"탄수화물을 제한하고, 고지방 식단을 먹는 것은 위험하다. 콜레스테롤은 엄청나게 증가할 것이며 심장마비는 폭발할 것이다!"

그런데 이상한 일이 일어났습니다. 수천만 명의 사람들이 앳킨스 영양학을 시작했습니다. 대범한 식단 모험가들은 체중을 감량하고 기분이 좋아졌습니다. 미래의 위험을 예측할 수 있는 혈중 지질수치는 계속 좋아지고 있습니다. 저를 비판했던 저지방 신봉자들의 당황한 표정이 떠오르는군요. 실제 저지방을 신념으로 삼는 의사들은 이러한 결과를 보고 의아해했을 것입니다. 그들은 이렇게 자문했을지도 모릅니다.

"왜 이런 결과가 나왔을까? 콜레스테롤은 왜 올라가지 않는 거지? 그들은 왜 그렇게 건강해 보이는 걸까? 앳킨스 박사는 내가 모르는 것을 알고 있는 걸까?"

다행스럽게도 이런 질문을 던졌던 많은 의사들이 제가 알고 있는 지식을 배우기 시작했습니다. 이 지식은 폐쇄된 연구실의 비밀문서가 절대 아닙니다. 그 '비밀'은 이미 존경받는 의학 저널에 반복적으로 공개되어 왔습니다. 지금은 더 많은 연구가 진행되고 있습니다. 앳킨스 영양학은 심장병에 대한 걱정을 해방시킬 것입니다.

죽음의 4중주와 X증후군

미국을 위협하는 1위 질병은 단연 '심장병'입니다. 놀라운 사실은 심장병을 일으키는 다양한 원인이 군집, 즉 함께 모여 있다는 사실입니다. 텍사스 대학 사우스웨스턴 메디컬 센터The University of Texas's Southwestern Medical Center의 노먼 캐플런Norman Kaplan박사는 건강을 위협하는 4가지 위험요소를 **죽음의 4중주**Deadly Quartet라고 불렀습니다. 바로 '**비만, 포도당 불내증, 높은 중성지방 수치, 고혈압**'입니다. 그는 죽음의 사중주를 연주하는 지휘자를 밝혀냈습니다. 누구였을까요? 그 원인은 과다한 인슐린 분비 상태, 즉 **고인슐린혈증**hyperinsulinism입니다. 캐플런은 이 관계를 명확히 하기 위해 그림으로 설명했습니다.

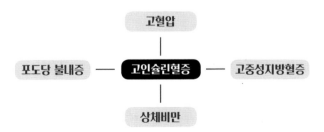

캐플런의 통찰력은 탁월했습니다. 죽음의 4중주는 인슐린 수치가 높은 환자에게서 발생했습니다. 비만인들은 정상인보다 고혈압이 3배 더 많고, 중성지방 수치는 2배 더 높습니다. 상체 비만 환자까지 포함하면 연관성이 더 높아집니다. 중년 남성의 뱃살은 심장마비의 위험에 빠뜨리며 신진대사 불균형을 일으킵니다. 미네소타 대학Minnesota University의 알버트 로키니Albert Rocchini박사는 다음과 같이 썼습니다.

"50세 이상에서는 당뇨병 환자의 85%가 고혈압과 비만이고, 비만 환자의 80%는 포도당 불내증 및 고혈압이며, 고혈압 환자의 67%는 당뇨병과 비만, 모두인 것으로 추정되었다."

우리를 위협하는 질병들은 무장 테러단체처럼 군집을 이루고 있습니다. 테러단체들은 자살테러를 실행하기 전에 단원들 전체가 마지막 사진을 남기곤 합니다. 혹시 그 사진 한 구석에 당신의 모습이 보입니까? 그렇다면 지금 변화해야 합니다. 지금의 식단을 변화시키지 않는다면, 당신이 그 사진 전체를 차지할 수도 있습니다.

캐플런 박사의 죽음의 4중주에 대한 통찰력은 스탠포드 대학 제럴드 레이븐Gerald Reaven박사의 연구에 기반하고 있습니다. 그는 30년 넘게 끊임없는 열정으로 고인슐린혈증과 심혈관 위험과의 연관성을 연구해 왔습니다. 레이븐이 풀어낸 퍼즐의 한 조각은 어떠한 의학 전문가도 의심한 적이 없는 주제였습니다. 바로 **고혈압이 고인슐린**

혈중과 밀접한 관련성이 있다는 것입니다. 고혈압은 뇌졸중과 심장 질환의 주요한 원인입니다. 그는 〈고혈압은 탄수화물과 지질단백질 대사의 질병이다〉Hypertension as a Disease of Carbohydrate and Lipoprotein Metabolism라는 제목의 칼럼을 통해 혈압이 높은 환자는 인슐린과 중성지방 수치가 높다는 사실을 밝혔습니다. 관상동맥 질환의 위험요소들은 높은 인슐린 수치, 인슐린 저항성과 관련이 있습니다. 여기에는 고혈압, 높은 중성지방 수치, 그리고 HDL 콜레스테롤 수치 감소가 포함됩니다. 그는 이러한 모든 위험요인들을 통틀어서 **X-증후군**X-Syndrome이라고 명명했습니다. X-증후군은 탄수화물 과다 섭취에 대한 경고 메시지가 담겨있습니다.

건강을 행운에 기대지 마세요

많은 과학자들은 높은 중성지방, 높은 LDL 그리고 낮은 HDL 콜레스테롤을 강력한 건강지표로 보고 있습니다. 독일에서 발표된 일련의 논문들은 높은 중성지방과 낮은 HDL을 보이는 남성들이 정상인보다 심장마비에 걸릴 확률이 6배 더 높다는 것을 보여주었습니다.

하버드 의과대학의 마이클 가지아노Michael Gaziano박사의 연구는 이러한 주장을 더욱 뒷받침하고 있습니다. 그는 심장질환자들에게 지금까지 무시된 중성지방과 HDL의 비율을 조사했고, 모든 수준에서 유의미하다는 것을 발견했습니다. 중성지방을 HDL수치로 나누었을 때, 상위 25%에 속하는 사람들은 하위 25%에 속하는 사람들보다 관상동맥 질환에 걸릴 확률이 16배 더 높았습니다. 이 예측 수치는 심장 질환의 위험성에 대한 놀라운 발견입니다.

프레이밍햄 연구Framingham study on heart disease의 책임자인 윌리엄 카스텔리William Castelli박사는 "가지아노 박사의 연구결과는 놀랍습니다. 높은 중성지방 수치가 심장병 환자들에게 중요한 위험요인임을 보여주고 있습니다."라고 말했습니다. 헬싱키 연구팀team in Helsinki이 〈순환〉Circulation에 발표한 논문은 환자들에게 높은 중성지방 수치의 문제를 바로잡았을 때, 심장마비의 위험률을 71%까지 낮출 수 있다는 것을 보여주었습니다.

이제 생각의 방향을 바꿀 필요가 있습니다. 고혈압, 높은 중성지방, 낮은 HDL, 그리고 과체중은 모두 높은 인슐린 수치와 일관되게 관련이 있습니다. 이러한 연관성을 통해 심장병을 예측할 수 있습니다. 영국, 핀란드, 프랑스 그리고 캐나다에서 수행된 4가지 중요한 연구가 이 이론을 뒷받침하고 있습니다.

· 영국 웨일스 심장연구Wales Heart Disease Study는 45세에서 59세 사이의 남성 2,512명을 관찰한 결과, 공복 인슐린 수치와 심장병 사이의 유의미한 연관성을 발견했습니다.

· 핀란드 헬싱키 연구Helsinki Policeman Study에서는 30세에서 59세 사

이의 1,059명의 남성을 5년 동안 추적·연구하였습니다. 이 연구에 따르면 치명적인 심장마비는 인슐린 수치가 가장 높은 사람들에게서 가장 흔하다는 것이 밝혀졌습니다.

· 프랑스 파리 연구Paris Prospective Study는 평균 63개월 동안 7,246명의 남자를 추적·조사했습니다. 관상동맥 심장병은 인슐린 수치에 비례했고, 피험자가 비만일 때 비율이 더 높았습니다.

· 캐나다 퀘벡Quebec연구는 뉴잉글랜드 의학저널NEJM에 실렸습니다. 연구원들은 2,103명의 남성들로부터 혈액 샘플을 수집했습니다. 5년 동안, 2,103명 중 114명이 심장마비를 일으켰습니다. 심장마비 환자들의 인슐린 수치는 정상인 그룹의 인슐린 수치보다 평균 18% 더 높았습니다.

위와 같은 과학적 연구결과들은 레이븐 박사의 연구를 강력하게 뒷받침하고 있습니다. 그가 'X-증후군'이라고 명명한 전체그림이 선명해지고 있습니다. 세계적으로 정제 탄수화물이 쓰나미처럼 몰아치고 있으며 과다 인슐린 때문에 신체 시스템이 망가지고 있습니다. 몸의 시스템이 무너지기 시작하면서, 포도당 불내증과 고인슐린혈증은 다른 합병증을 동반하고 있습니다. 혈관은 인슐린과 LDL 콜레스테롤 비율에 의해 손상됩니다. 혈관 손상은 고혈압을 촉진하고 과체중인 사람은 더욱 악화될 것입니다.

과체중과 혈당 및 인슐린 불균형은 전세계에 수천만 명의 당뇨병 환자를 양산하고 있습니다. 건강한 심장을 지키고 싶은가요? 그렇다면 X-증후군을 만드는 사악한 테러리스트들의 음모를 정확히 아는 것이 매우 중요합니다. 앳킨스 영양학은 건강한 음식을 통해 **X-증후군을 진압하는 특수부대**입니다. 심장병은 다른 누군가에게 발생하는 남의 문제가 아닙니다. 자신의 건강을 행운에 기대지 마십시오.

트랜스 지방은 음식이 아닙니다

우울한 소식입니다. 마가린, 쇼트닝과 같은 가짜 지방이 건강한 지방을 대체하고 있습니다. 트랜스 지방은 자연에 존재하지 않으며 식물 기름을 수소화 시킨 지방입니다. 트랜스 지방은 우리 몸이 처리할 수 없는 부자연스러운 분자구조로 구성되어 있습니다. 식품산업은 대부분의 가공식품과 정크푸드에 트랜스 지방을 사용하고 있습니다. 특히 아이들이 좋아하는 과자에 트랜스 지방이 다량으로 쓰입니다. 과자의 부드러운 촉감과 바삭함은 트랜스 지방이 부리는 마술입니다. 식품 제조업자들이 트랜스 지방을 선호하는 이유는 무엇일까요? 바로 '**비용**'입니다. 더구나 트랜스 지방은 천연 지방과 달리 영원한 유통기한을 보장합니다.

하버드 공중 보건 대학의 영양학과장인 월터 윌렛Walter Willett박사는 하버드 간호사 연구The Harvard Nurses Study에서 85,095명의 여성에 대한 보고서를 공동 집필했습니다. 트랜스 지방의 섭취가 많은 여성들은 일반적인 여성들보다 관상동맥 심장병에 걸릴 확률이 150% 더 높았습니다. 천연 버터는 어떠했을까요? 방대한 연구에서 버터와 심장병은 아무런 연관성을 발견하지 못했습니다. 아쉽게도 월렛의 보고서는 엄청난 사회적 파장을 만들어 내지는 못했습니다. 하지만 몇몇 패스트 푸드 체인점 회사들이 수소 첨가 기름으로 요리하는 것을 멈추도록 하였습니다. 또한 미국 식품의약국FDA이 식품 라벨의 영양 성분표에 트랜스 지방에 대한 기재를 의무화하도록 했습니다.

만약 소비자들이 이러한 가짜 음식들을 선택하지 않는다면 기업들은 식품의 성분을 바꿔야만 할 것입니다. 우리의 현명한 선택이 필요할 때입니다. 버터, 올리브 오일, 라드를 사용하십시오. 오래 전부터 인류의 심장을 건강하게 만들어온 지방입니다. 저는 강력히 촉구합니다. 정크푸드를 보이콧하십시오! 트랜스 지방이 담긴 음식, 특히 과자와 같은 가공식품을 쓰레기통에 버리십시오. 아이들에게 사주지 마십시오. 아이들에게 정크푸드를 주지 않는 것, 그것은 최고의 선물입니다. 다시 말씀드립니다. **정크푸드는 음식이 아닙니다!**

지방과 단백질에 대한
과학적 연구사례

우리는 오랜 시간 전문가 그룹과 주류 언론에 의해 지방과 단백질에 대한 공포로 세뇌당해 왔습니다. 그렇다면 다음의 연구결과에 주목해 주십시오.

· 캐나다 연구팀Canadian team은 콜레스테롤이 높은 10명의 남녀를 대상으로, 식단에서 탄수화물 대신 고기와 유제품 단백질로 대체했습니다. 실험 결과는 다음과 같습니다. 총 콜레스테롤을 평균 6.5%, 평균 중성지방 수치는 23% 낮아졌습니다. 반면에 HDL 콜레스테롤은 평균 12% 올라갔습니다.

· 32개국의 10,020명의 남성과 여성을 비교한 국제 혈압 연구 인터솔트 스터디The INTERSALT: International blood pressure study는 평균보다 30% 이상의 식이 단백질 섭취를 한 사람들이 단백질 섭취량이 적은 사람들보다 혈압이 낮다는 것을 발견했습니다.

· 세계적으로 유명한 프레밍햄 심장 연구Framingham Heart Study에서 832명 남성들을 20년간 추적 조사한 연구에서 지방을 가장 많이 섭취한 남성의 뇌졸중이 가장 적었고, 가장 적게 섭취한 남성의 뇌졸중이 가장 높았습니다.

· 시애틀 연구팀Seattle team은 중성지방 수치와 심장병 사이의 관계를 보고한 17개의 다른 인구 기반 연구의 데이터를 분석했습니다. 중성지방이 높은 남성은 심장병에 걸릴 위험이 32% 증가했고, 높은 수준의 여성은 76% 증가했습니다.

· 하버드 간호사 연구Harvard Nurses Study는 80,082명의 여성을 14년

간 추적 관찰했습니다. 연구 결과에 따르면, 단백질 섭취량이 많을수록 34세에서 59세 사이였던 여성 그룹의 심장병 발병 위험이 낮아졌습니다.

※ 다음 혈액 검사 수치는 40년간의 임상 경험을 바탕으로 말씀드립니다.

· **총 콜레스테롤 수치**의 이상적인 범위는 200mg/dL 미만입니다.

· **저밀도LDL지질단백질**은 나쁜 콜레스테롤입니다. 정상 수준의 범위는 60~160mg/dL이며, 이상적인 수치는 130mg/dL 미만입니다. 수치는 낮을수록 좋습니다.

· **고밀도HDL지질단백질**은 좋은 콜레스테롤로 알려져 있습니다. 정상 수준의 범위는 35~80mg/dL이며, 이상적인 수준은 50mg/dL 이상입니다. 수치는 높을수록 좋습니다.

· **중성지방 수치**는 일반적으로 30~160mg/dL이며, 이상적인 수준은 100mg/dL 미만입니다. 수치는 낮을수록 좋습니다.

· **HDL 대 총 콜레스테롤 비율**은 다음과 같습니다. 심혈관 위험의 측정값으로 여성은 4.4미만, 남성은 4.9 미만이어야 합니다. 비율은 낮을수록 좋습니다.

· **호모시스테인**homocysteine은 단백질 대사의 부산물입니다. 높은 수치는 심장 질환과 뇌졸중 위험을 나타내는 강력한 지표입니다.

높은 호모시스테인 수치는 비타민 B인 엽산의 부족을 나타냅니다. 호모시스테인 수치는 비타민 B6, B12, 엽산의 섭취로 감소될 수 있습니다. 정상 수준은 5~15mmol/L이고, 이상적인 수준은 8mmol/L 미만입니다.

· **C-반응성 단백질**CRP: c-reactive protein은 항체입니다. CRP수치는 신체 내에 염증 정도를 판단할 수 있으며, 염증 크기에 따라 증가합니다. 높은 수준의 C-반응성 단백질은 심장 질환의 위험을 4.5배까지 증가시키는 것으로 밝혀졌습니다. 이상적인 값은 0.55 mg/dL미만입니다. 높은 레벨은 당신이 위험하다는 것을 나타냅니다.

· **심장병에 대한 체외 역박동 치료**EECP: Enhanced External Counter Pulsation는 심장동맥 우회 수술과 스텐트 시술의 효과를 훨씬 넘어섭니다. 일부에서는 '심장 순환 치료'라고도 불립니다. 이 치료는 심장 근육을 과거보다 건강하게 만드는 비침습적painless수술입니다. EECP는 심혈관 환자를 치료할 때, 심장의 혈류를 증가시키고 혈관을 개선하여 환자의 심장 회복을 돕습니다. 미국 내 400개 의료기관에서 관리되고 있으며 의료 보험 회사로부터 보상을 받을 수 있습니다. 저는 EECP치료를 심장병 환자에게 강력히 추천합니다.

진실은
결국 밝혀집니다

왜 심장병은 심각한 만성질환이 되었을까요? 왜 특정 국가에서 훨씬 더 흔할까요? 이 질문들은 영양학적 중요성을 가지고 있습니다. 오래 전 미국의 영양학자 안셀 키스Ancel Keys박사는 심장병이 고지방 식단을 하는 나라에서 흔하다고 주장했습니다. 그는 고지방이 심장마비를 유발하고 있음을 증명하기 위해 7개국의 그래프를 보여주었습니다. 이 보고서는 당시 커다란 사회적 파장을 만들어 냈습니다. 하지만 안셀 키스의 보고서는 조작되었음이 판명되었습니다. 거짓 선동으로 인해 착한 지방은 억울한 누명을 쓰게 되었습니다.

하지만 당시에 다른 견해도 존재했습니다. 영국 영양학자 존 유드킨John Yudkin박사는 심장병이 설탕 소비와 관련이 있다고 생각했습니다. 또한 클리브 박사는 〈사카린 병: 우리 시대 질병의 대부〉 Saccharine Disease: The Master Disease of Our Time에서 다음과 같이 말했습니다.

"우리 시대 최악의 악당인 관상 동맥질환의 증가는 정제 탄수화물 섭취의 증가로 추정될 수 있다. 모든 원시 문화에서 심장질환을 비롯한 당뇨, 고혈압, 궤양, 대장염 등의 질병들은 존재하지 않았다. 이러한 질병들은 정제 탄수화물이 도입된 이후에 발생했다."

그는 정제 탄수화물이 도입되고 오랜 시간 후에 당뇨병과 심장병이 출현한 것을 예리하게 지적하였습니다. 그리고 이러한 현상을 '20년 법칙'Rule of Twenty Years이라고 명명했습니다. 클리브 박사의 가설은 심장병 예방에 대한 실마리를 제공하고 있습니다.

몇 나라의 사례를 살펴보겠습니다. 아이슬란드 사람들은 엄청나게 많은 지방을 섭취했지만, 과거에 심장병이라는 단어는 거의 들어본 적이 없었습니다. 하지만 정제 탄수화물과 설탕이 아이슬란드의 식단에 퍼지면서, 20년 후부터 만성질환들이 범람했습니다. 클리브 박사의 20년 법칙을 확인할 수 있는 현상입니다. 유고슬라비아와 폴란드에서도 동일한 현상을 확인할 수 있습니다. 반대로 지중해 국가들의 지방 소비는 지난 30년 동안 꾸준히 증가해 왔지만, 심장병 발병 비율이 꾸준히 떨어지고 있다는 사실도 눈 여겨 봐야 합니다. 이러한 국가적 추이를 명확한 의학적 증거로 볼 수 없을지라도 분명 시사하는 바는 매우 큽니다.

고지방 식이요법이 심장병을 유발한다는 가설은 아직까지도 우리 주위를 유령처럼 배회하고 있습니다. 하지만 결국 진실은 밝혀질 것입니다. 미국인의 절반 이상이 심장질환으로 세상을 떠나고 있습니다. 지금 앳킨스 영양학을 시작하십시오. 운동도 함께 병행하세요. 과거에 운동을 한 적이 거의 없습니까? 괜찮습니다. 늦지 않았습니다. 지금까지 많은 의사들이 영양 보충제의 가치를 깨닫지 못했습니다. 적합한 영양 보충제는 심장 기능에 긍정적인 영향을 미칠 수 있습니다. 앳킨스 영양학은 3개의 요소로 만들어진 의자와 같습니다. 의자의 다리는 바로 **탄수화물 제한, 영양제 보충, 운동**입니다. 하나의 요소에 의존하지 마세요. 그렇다면 의자는 넘어지고 말 것입니다. 앳킨스의 계획을 충실히 따르세요. 그러면 건강한 심장을 지속적으로 지킬 수 있을 것입니다.

23장
좋은 파트너, 영양 보충제

대지는
과도한 제초제와 화학비료로
점점 산성화되고 있습니다.
영양분과 미네랄을 잃어버려서,
이미 영양실조 상태에 빠져 있습니다.
우리의 몸도 다르지 않습니다.
과거보다 더 많은 음식을 먹고 있지만,
필수 미세영양소는 결핍되고 있습니다.
'풍요 속 기아'에 빠져 있습니다.

우리는
'풍요 속 기아'에 빠져 있습니다

점점 더 많은 의사들이 의약품 대신 비타민과 미네랄 보충제로 환자들을 치료하고 있습니다. 수많은 의사와 의료 종사자들이 영양학을 실천하는 방법을 배우고 있습니다. 보완의학은 기존 의료와 대체의료를 결합하여 최고의 의료를 지향합니다. 보완의학의 기본 전제는 치유를 위해 서로 상호보완 할 수 있어야 한다는 것입니다. 주된 원칙은 가장 안전한 치료법을 선택해야 하고, 영양학적 접근을 우선해야 합니다. 저는 환자들에게 적절한 비타민, 미네랄, 허브, 필수 지방산 그리고 다른 영양제들을 처방해 왔습니다. 영양제를 섭취해야 하는 이유는 식품을 생산하는 토양이 충분한 영양분을 공급하지 못하고 있기 때문입니다.

미국 농무부USDA 발표에 의하면, 1914년에는 사과 2개를 먹으면 1일 철분 필요량을 충분히 섭취할 수 있었던 반면, 1992년에는 무려 13개의 사과를 먹어야 필요량을 채울 수 있음이 밝혀졌습니다. 그 이유는 과도한 제초제와 화학비료가 토양을 산성화시켰고, 토양의 침식으로 각종 미네랄이 소실되었기 때문입니다. 시간이 흐를수록 토양이 영양실조 상태에 빠지고 있습니다. 그래서 우리는 '**풍요 속 기아**' 속에 빠져 있습니다.

비타민은 훌륭한 식단을 지키는 사람들이 더욱 건강하도록 도움이 될 수 있습니다. 심지어 비타민이 수명을 연장시킬 수 있습니다.

한 가지 예를 들어 보겠습니다. 항산화 영양소는 자연적인 노화가 가속화하는 것을 막고 활성산소에 의한 손상으로부터 신체를 보호하는 것으로 입증되었습니다. 아무리 좋은 음식을 먹는 사람이라도 완벽한 환경에서 사는 것은 아닙니다. 게다가, 공기 오염, 담배 연기, 그리고 환경독소들은 매일 우리의 몸을 공격합니다. 우리는 항산화제를 효과적으로 복용함으로써 더 오래 건강을 유지할 수 있습니다. 그러나 과도한 양의 비타민을 섭취하는 것은 문제가 될 수 있습니다. 필수 영양소의 효과적 복용량을 찾는 것은 쉽지 않습니다. 잘못하면 하루에 100알 이상의 비타민을 먹어야 한다는 결론에 도달할 수도 있습니다. 영양학 전문가의 도움을 받기를 바랍니다.

체중 감량에 대한 영양학적 해결책

특정 영양소는 지방 분해와 체중 감량에 긍정적 영향을 미칩니다. 몇 가지 영양소를 소개 드립니다.

· **크롬**chromium: 가장 많은 관심이 필요한 영양소입니다. 인슐린 수용체가 인슐린의 흡수를 활성화하는데 도움을 줍니다. 많은 연구들에서 크롬이 근육을 만들고, 체지방을 감소시키며, 콜레스테롤 수치를 낮추는 것으로 나타났습니다.

· **판테틴**pantethine: 콜레스테롤을 조절하고 부신을 활성화합니다.

부신은 각종 호르몬 분비를 통해서 인체의 항상성을 조절하는 기관입니다. 판테틴은 장에서 좋은 박테리아를 생산하여 효모의 과성장을 예방하는 귀중한 도구입니다.

· **필수 지방산**EFA: essential fatty acids: 유아용 아스피린을 복용하라는 의사의 조언을 들어본 적이 있나요? 그 이유는 혈관을 훨씬 원활하게 흐르도록 도와주기 때문입니다. 동맥에 **플라크**혈전가 형성되는 것을 막아줍니다. 필수 지방산도 아스피린과 같이 동일한 작용을 합니다. 필수 지방산은 머리카락, 피부 그리고 손톱을 건강하게 유지해줍니다. 필수 지방산에는 3가지 종류가 있습니다.

오메가9 지방산은 올리브 오일, 아보카도 오일에서 얻을 수 있습니다. 오메가3는 주로 생선과 아마씨 기름, 들기름에서 얻을 수 있습니다. 오메가6는 참기름, 포도씨, 해바라기씨 오일에 포함되어 있습니다. 전형적인 미국 식단은 오메가6 비율이 높고, 오메가3 비율이 부족한 경향이 있습니다. 그래서 생선 오일 1캡슐, 아마씨 오일 1캡슐을 추천합니다. 최소 복용량은 하루 2회입니다. 들기름을 매일 섭취하는 것도 훌륭한 선택입니다.

· **L-카르니틴**L-carnitine: 카르니틴이 부족하면 과체중인 사람들은 지방 분해와 케토시스에 진입하는 것에 어려움을 겪습니다. 카르니틴은 심근증과 심장 박동을 안정시키고 중성지방 수치를 낮춥니다. 또한 HDL 콜레스테롤을 증가시키는데 사용되어 왔습니다.

복용량은 하루 1,000~2,000mg이며, 체중 감량을 위한 적정 복용량은 1,500mg입니다.

- **코엔자임Q10**CoenzymeQ10: 심장기능에 중요한 역할을 합니다. 일반적으로 하루에 100mg을 복용합니다. 카르니틴, 크롬과 함께 지방을 분해하기 때문에 체중 감량에 유용합니다. 벨기에의 뤽 반 갈Luc Van Gall박사는 비만환자들을 대상으로 코엔자임Q10을 처방했는데, 상당한 체중 감소 효과를 경험했습니다. 반 갈 박사는 매일 100mg을 처방했습니다.

일반 증상에 대한
영양학적 해결책

이제부터는 일반 증상에 대한 영양적 해결책에 대해 논의해보려고 합니다. 보완의학에 대한 지식과 인식을 높이는 데 도움이 될 것입니다. 그러나 이것은 일반적인 권장 사항이며 특정한 처방이 아닙니다. 다음과 같은 문제를 겪고 있다면 의사의 상담과 처방을 권유합니다.

- **변비**: 제가 가장 좋아하는 것은 **차전차피**입니다. 큰 물잔에 테이블스푼 하나부터 시작해서 원하는 결과가 나올 때까지 복용량을 늘리거나 줄입니다. 또는 채소나 샐러드 위에 귀리나 밀기름 1~2 테이블스푼을 뿌리세요. 운동량을 늘리고 물을 많이 섭취하

는 것도 변비 완화에 도움이 됩니다.

· **단맛 욕구 억제**: 식욕이 가장 강할 때는 L-글루타민 500~
1,000mg를 섭취하세요.

· **배고픔**공복감: 식전에 L-페닐알라닌 500mg 또는 N-아세틸 L-티
로신 500mg를 섭취하세요.

· **몸이 붓는 현상**부종: 매일 피리독살5인산을 50~100mg, 그리고
타우린 1,500~3,000mg 드십시오. 아스파라거스 알약도 효과적
입니다.

· **만성 피로**: 옥타코사놀 5~10mg, 디메틸글리신 3~6정, 비타민B
2정 또는 B 복합제 1~3정을 섭취하십시오.

· **신경과민증**: 매일 이노시톨 500~2,000mg를 섭취하세요. 카모
마일과 같은 허브티도 효과적입니다.

· **불면증**: 잠자리에 들기 전에 멜라토닌 3mg과 이노시톨 500~
2000mg을 드십시오. 허브티와 함께 복용하면 더욱 좋습니다. 칼
슘, 마그네슘, 나이아신아마이드, 판토텐산비타민 B5, 발레리안허브,
5-하이드록시 트립토판도 유용할 수 있습니다.

건강 문제에 대한
영양학적 해결책

과체중 남녀가 직면하는 가장 흔한 건강 합병증은 저혈당증, 당뇨병, 심혈관 질환과 같은 합병증입니다. 이런 경우 다음 영양소를 처방합니다. 이 복용량은 실제 임상에서 처방하는 용량입니다.

- **저혈당의 경우:** 크롬 800~1,000mcg, L-글루타민, 아연, 셀레늄, 마그네슘, 모든 비타민B 복합제 그리고 비오틴.

- **당뇨병의 경우:** 크롬, 아연, 셀레늄, 이노시톨, 코엔자임Q10, 비오틴, 황산 바나딜, 마그네슘.

- **콜레스테롤을 낮춰야 하는 경우:** 레시틴, 크롬, 판테신, 나이아신, 비타민C, GLA감마리놀렌산, EPA생선오일, 베타시토스테롤, 구굴리피드, 글루코만, 구아검 그리고 마늘.

- **중성지방을 낮춰야 하는 경우:** L-카르니틴과 오메가3 오일.

- **고혈압의 경우:** 마그네슘, 타우린, 피리독살 5인산, 피리독신, 필수 GLA 및 EPA, 코엔자임Q10 및 칼륨 그리고 마늘.

- **관상동맥 심장 질환의 경우:** 마그네슘, L-카르니틴, 비타민 E, 코엔자임Q10, 브로멜레인, 크롬 폴리니코틴 그리고 마늘.

앳킨스 박사가 제안하는 영양학적 해결책 중에 항상 등장하는 해결사가 있습니다. 바로 '**마늘**'입니다. 한국인에게 너무나도 친숙하고, 반가운 이름입니다. 유럽에서도 오래전부터 의사들에 의해 감염병 예방과 치료에 쓰였으며, '본초강목'을 비롯한 한의학에서도 마늘의 탁월한 효능을 익히 인정하고 있습니다. 앳킨스 박사도 마늘의 항산화 효과와 다양한 효능을 강력히 인정하고 있습니다. 동서양 모두에게 사랑받는 음식, 마늘에 대한 사랑은 넘쳐나도 나쁘지 않습니다. 샐러드에 다진 마늘을 섞어서 먹으면 한결 풍미를 좋게 만듭니다. 마늘의 힘!

맺음말
새로운 다이어트 혁명을 꿈꾸며

〈앳킨스 다이어트 혁명〉을 처음 출간했을 때, 의학계와 주변 동료들의 시선은 싸늘했습니다. 오랜 시간 뿌연 먼지가 휘날리는 황야를 홀로 걸어가는 기분이었습니다. 시련의 시기이자 좌절의 시간이었습니다. 하지만 저는 분명한 확신을 갖고 있었습니다. 왜냐하면 앳킨스 영양학이 비만과 당뇨병으로 고통받는 사람들에게 무엇을 할 수 있는지 명확히 알고 있었기 때문입니다. 저는 환자들의 건강과 에너지 수준이 지속적으로 향상되는 모습을 매일 두 눈으로 직접 목격했습니다. 수많은 독자들로부터 받은 응원의 편지와 전화는 표현할 수 없을 정도로 많았습니다.

오랜 시간 저지방 깃발 아래서 고탄수화물 음식이 건강 영역을 지배해 왔습니다. 지배의 영토는 계속 확장되어 왔고 진군의 속도는 빨라지고 있습니다. 저는 이러한 상황을 정말 심각하게 우려하고 있습니다. 아직도 저지방 추종자들은 자신들의 원칙이 건강을 보장할 것이라고 진심으로 믿고 있는 듯합니다. 또한 식품 대기업들은 전세계에 탄수화물이 가득한 정크푸드를 판매하느라 여념이 없습니다.

다행스럽게 최근 변화의 흐름이 느껴지고 있습니다. 수천만 명의 사람들이 탄수화물 제한 영양학의 효과를 직접 경험하고 있습니다.

머지않아 탄수화물 제한 영양학의 깃발이 휘날릴 것을 의심치 않습니다. '내가 할 수 있는 최선은 무엇일까?'라는 질문을 자신에게 던져봅니다. 제 사명은 앳킨스 영양학의 효과를 대중들에게 진정성 있게 전달하는 것입니다. 아직도 많은 사람들이 체중 감량의 성공여부는 강철같은 의지에 달려있다고 믿고 있습니다. 아니면 부작용 없는 다이어트 약물과 비만 수술이 나오기를 기다리고 있습니다. 그것은 절대 '해답'이 아닙니다.

해답은 오직 라이프 스타일의 변화뿐입니다. 탄수화물 제한 영양학의 목소리가 커질수록 우리 모두에게 좋은 일입니다. 왜냐하면 사람들이 슈퍼마켓 진열대를 가득 채우고 있는 정크푸드의 해로움을 점차 깨닫게 될 테니까요. 그 변화의 시작은 바로 '**당신**'입니다. 당신의 목소리가 들불처럼 번져 나가서, 커다란 함성으로 세상에 울려 퍼지길 희망합니다. 그래서 **세상을 변화시킬 새로운 다이어트 혁명가들이 필요합니다. 저는 지금도 다이어트 혁명을 꿈꾸고 있습니다!**

옮긴이의 말
앳킨스 영양학은 미완의 혁명이다

이상했다. 상처가 잘 아물지 않았다. 상처는 고스란히 피부에 흉터로 남았다. 손과 발에 전기가 흐르는 것처럼 미세한 통증이 느껴졌다. 소변은 시원치 않았고, 비누방울처럼 거품이 일어났다. 물에 젖은 스펀지처럼 몸은 늘어져만 갔다. 만성 피로가 일상을 지배했다. 방전된 배터리 같았다. 몸의 이상신호가 계속해서 주위를 배회했다.

결국 동네병원을 찾았다. 의사와 간단한 상담을 하고 혈액 검사를 진행했다. 며칠 후, 담당 의사는 건조한 음성으로 혈액검사 결과지를 읽어 내려갔다. 그리고 당뇨약을 처방했다. 평생 먹어야 할 거라고 했다. 그것이 전부였다. 영화 〈우아한 세계〉에서 주인공 송강호도 당뇨 판정을 받는다. 그는 영혼 없는 목소리로 당뇨 선고를 내리는 의사에게 이렇게 불만을 터뜨린다.

"뭐 이래! 당뇨가 감기야? 무엇을 조심하라던지, 어떻게 하라던지. 이런 것도 없이 당뇨라고 하면 끝이야!"

나도 그랬다. 질병의 진단과 약 처방 이외에는 어떤 조언도 받지 못했다. 설상가상으로 무너진 댐처럼 몸 곳곳에 문제가 터져 나왔다. 녹내장 판정을 받고 극심한 어깨 통증도 몰려왔다. 목 주변에는 쥐젖이 잡초처럼 창궐했다. 분명 정상이 아니었다. 하지만 현대의학은 내 몸의 이상신호를 제대로 설명해주지 못했다. 답답했다. 길을 잃고 미로 속에 빠진 기분이었다. 문득 이건 아니라는 생각이 들었다. 내 몸의 주인은 내가 아니던가. 내 몸에 도둑처럼 찾아온 불편한 손님의 정체를 알고 싶었다.

한참을 고민 후 홀로 도서관을 찾았다. 난생 처음 건강과 의학 관련 책들을 집어 들었다. 나를 괴롭히는 증상들의 정체를 알고 싶었다. 책장을 넘기면 넘길수록 자신이 질병에 얼마나 무감각했는지 얼마나 무지했는지 점차 깨닫게 되었다. 내 몸에 미안한 마음이 들었다. 질병은 몸이 보내는 변화의 손짓임을 알게 되었다. 그때부터 '만병통치약'을 찾기 위한 모험의 길을 떠났다.

처음에는 채식과 자연 식물식에 대해 깊이 공감했다. 그리고 몸소 실천했다. 냉장고 안을 가득 채웠던 공장 음식을 미련없이 쓰레기통에 처넣었다. 과자, 탄산음료, 밀가루, 동물성 음식과 미련없이 결별했다. 이러한 음식들과 이별하니 대형마트를 갈 이유가 없어졌다. 자연스럽게 신선한 야채와 과일을 판매하는 동네 청과물 가게를 방문하게 되었다.

현미 잡곡밥과 나물반찬. 처음에는 거친 식감이 익숙하지 않았다. 원형 그대로의 음식을 소화하기 위해서는 오래 씹어야만 했다. 그리고 알았다. 오래 씹었을 때, 과거에는 알지 못했던 그윽한 단맛과 고유의 식감이 있다는 것을. 외식을 하지 않다 보니 집밥에 익숙해져야

했다. 난생 처음, 앞치마를 두르고 요리를 시작했다. 채식은 어두운 동굴 속에서 한줄기 빛과 같은 존재였다. 점점 뱃살은 줄어들었고 체중도 감량되었다. 또한 혈당 수치를 비롯해서 여러 검진 수치들도 호전되었다. 놀라운 변화였다.

그 즈음, 단식斷食의 치유 원리를 공부하고 있었다. 단식은 만병을 치유하는 방법임을 알게 되었다. 단식은 내 몸 100명의 의사를 깨우는 '최고의 화타'였다. 소식小食은 모든 전문가들이 공통적으로 인정하는 장수長壽의 진리이다. 그런데 단식을 공부하다가 예기치 않은 커다란 배움 하나를 얻게 되었다. 그것은 탄수화물 제한 영양학이 단식과 비슷한 대사과정으로 만성질환과 같은 질병을 치유한다는 사실이었다. 공부를 하면 할수록 탄수화물 제한 영양학의 치유 효과는 이미 과학적으로 검증되어 있음을 알게 되었다.

채식을 하면서 풀지 못한 난제 하나가 있었다. 그것은 완전 채식에도 불구하고 공복혈당은 여전히 높았다는 사실이다. 문득 탄수화물 제한 영양학이 해결의 열쇠가 될 수 있지 않을까 하는 생각이 들었다. 이때부터 탄수화물 제한 영양학을 본격적으로 공부하고 직접 실천하기 시작했다. 탄수화물 제한 영양학은 오랜 시간 나 자신을 괴롭혔던 당뇨병의 이상징후들을 하나하나 치유해 주었다. 오래지 않아 공복혈당도 정상 수치가 되었다. 중요한 사실은 잃어버린 에너지의 귀환을 온몸으로 느낄 수 있었다는 사실이다. 또한 공복감을 잘 느끼지 않아서 간헐적 단식을 수월하게 진행할 수 있었다.

그리고 탄수화물 제한 영양학의 개척자 로버트 앳킨스 박사를 만났다. 앳킨스 박사의 통찰은 수많은 환자와의 임상, 즉 현장 속에서 체득한 살아있는 지혜였다. 감탄하지 않을 수 없었다. 결국 그의 책을 번역하기에 이르렀다. 앳킨스 영양학은 왜 효과가 있을까? 왜 날씬해지고, 왜 건강해질까? 그 해답의 실타래는 의외로 단순하다. 앳킨스 영양학이 인류 본래의 식단이며 가장 자연스러운 식단이기 때문이다.

과거 MBC 다큐 〈지방의 누명〉으로 국내에 저탄고지_{저탄수화물 · 고지방 식단} 열풍이 분 적이 있었다. 당시 국내 5개 의학학회와 영양학회는 저탄고지의 해악에 대해 쌍수를 들고 반대성명을 냈었다. 그 이후로 저탄고지는 위험한 영양학으로 전락하고 말았다. 한 마디로 웃기는 해프닝이며 억울한 마녀사냥이다. 많은 의사들은 영양학에 대해 잘 모른다. 대부분의 의대에서는 영양학에 대해 제대로 가르치지 않는다. 이것은 공공연한 비밀이다.

지금도 저탄고지에 대한 죄인의 낙인은 지워지지 않고 있다. 그렇다면 저탄고지 깃발을 처음으로 휘날렸던 앳킨스 박사는 어떤 대접을 받았을까? 당시 미국 사회는 저지방 · 저칼로리 이데올로기가 지배하고 있었다. 주류 영양학의 수장인 하버드 대학교 프레드릭 스테어 교수는 "앳킨스 영양학은 위험하다. 이 식단을 제안한 사람은 업무상 과실치상 혐의가 있다."라며 맹비난했다. 그리고 "달걀과 같은 동물성 음식을 줄이고, 마가린과 같은 식물성 기름의 섭취를 늘리면 심장병을 예방할 수 있다!"라고 친절하게 조언했다. 완전히 잘못된 주장이며 무지가 잉태한 비극이다.

이 때부터 수십 년 넘게 논쟁이 이어졌다. 앳킨스 박사의 책은 수천만 독자의 선택을 받았지만, 주류 전문가와 비평가들은 철저하게 외면했다. 훗날 밝혀진 진실은 탄수화물 제한 영양학에 관심있는 연구자들은 미국 국립보건원NIH및 기타 연구 재단으로부터 전혀 연구자금을 후원받지 못했다는 것이다. 한마디로 앳킨스 박사는 의료계와 영양학계의 이단아로 취급받았다. 그럼에도 앳킨스 박사는 자신의 신념을 포기하지 않았다. 왜냐하면 실제 환자들의 진료를 통해 앳킨스 영양학의 효과를 매일 경험했기 때문이다. 그래서 그는 수많은 비난에도 자신의 신념을 포기하지 않았다.

전세계적으로 암, 심장질환, 당뇨병과 같은 만성질환이 활화산처럼 폭발하고 있다. 우리는 최면에 걸린 사람처럼 만성질환으로 인한 죽음의 행진에 합류하고 있다. 행렬은 길어지고 있으며 끝이 보이지 않는다. 만성질환의 근본 원인은 우리의 잘못된 삶의 방식이다. 특히 강력한 용의자는 과다 탄수화물 식단이며, 범인은 '고혈당과 인슐린 저항성'이다. 2020년 기준 국내 당뇨병 환자는 600만 명을 돌파했으며 당뇨병 전 단계도 1,600만 명을 넘어섰다. 2,000만 명 이상이 당뇨병의 무차별 폭격에 속수무책인 상태이다. 이러한 시대적 위기는 앳킨스 영양학을 더욱더 필요로 하고 있다.

이 책은 외로운 길을 개척했던 앳킨스 박사의 역작이다. 앳킨스 영양학은 미완의 혁명이다. 이 책이 그 미완의 혁명을 완성하는 데에 작은 불쏘시개가 되기를 희망한다. 우리는 앳킨스 영양학을 통해 더 단순하고, 건강하고, 행복해질 수 있다. 부디 이 책이 당신에게 의미 있는 여행이 되기를 바란다.

옮긴이 **박중환**

탄수화물 제한 영양학 참고 자료 소개

〈탄수화물 제한 음식 레시피 유튜브 채널〉

· **육식맨** – 육식 요리 채널
· **무니 키친** – 저탄수, 당질 제한 레시피
· **한나** – 한나의 저탄수 홈베이킹
· **달콤한 나의 식탁** – 요리 연구가 '민희선' 레시피
· **디디 미니** – 지속 가능한 맛있는 레시피
· **월래로 키친** – 키토 베이킹
· **온스맘** – 온스맘의 키토제닉 레시피
· **리본 레시피** – 저탄수, 무설탕 다이어트 레시피
· **딜라 키친** – 아시아에서 요리하는 셰프
· **요리하는 다이어터** – 맛있는 다이어트 요리
· **해피키토테레비** – 키토제닉 요리 연구가 '진주'
· **디제이 쿡** – 저탄고지 다이어트 식단

〈탄수화물 제한 영양학에 도움되는 유튜브 채널〉

· **닥터조의 건강이야기** – 〈환자혁명〉 저자
· **닥터쓰리** – 한미일 의사의 쉬운 의학
· **닥터지노** – 병원탈출 with 기능의학
· **닥터케어톡** – 식이 치료하는 외과의사
· **살빼남** – 다이어트 한의사
· **쏘팟** – 다이어트 한의사

- **닥터까막눈** – 책 읽어주는 의사
- **라이프핏** – 명품 캥거루 with 햄씨
- **키토제닉 로우** – 저탄고지 라이프 스타일
- **지방시 LCHF** – 올바른 식품, 식재료 선택
- **러브에코** – 〈당신이 살찌는 이유〉 저자
- **프라우딘의 키토제닉** – 제대로 하는 키토제닉
- **다이어트 과학자 최겸** – 클래스가 다른 다이어트 정보
- **당당하당** – 당 떨어뜨리기 프로젝트
- **저자세** – 저탄고지로 자신 있게 세상 사는 이야기
- **뉴트리TV** – '정명일' 박사
- **Low Carb Korea** – 대한 저탄고지 협회
- **팀키토** – 저탄고지 라이프 스타일
- **근육 부자 아놀드 홍** – 간단 키토 브레인
- **COCONUT STORY** – 우리들의 LCHF 이야기
- **책 읽는 세이버스** – 건강한 지식을 함께 합니다

〈탄수화물 제한 영양학 네이버 카페〉

- 저탄수화물 고지방·키토제닉 다이어트
- 저탄고지 라이프 스타일
- 당뇨와 당질 제한식

참고문헌

Chapter 1

1. Willett, W. "Got Fat? Exploring Nutrition Myths: A News Digest from the Center for Health Communication of the Harvard School of Public Health," World Health News Boston, March 29, 2000.

2. Liu, S., et al. "A Prospective Study of Dietary Glycemic Load, Carbohydrate Intake, and Risk of Coronary Heart Disease in U.S. Women," American Journal of Clinical Nutrition, 71, 2000, pp. 1455-1461.

3. Westman, E., et al. "Effect of a Very Low Carbohydrate Diet and Nutritional Supplements on Serum Lipids in Mildly Overweight Individuals," abstract presentation at Southern Regional Society of General Internal Medicine, February 18, 2000.

4. Volek, J. S., et al. "Fasting Lipoprotein and Postprandial Triacylglycerol Responses to a Low-Carbohydrate Diet Supplemented with n-3 Fatty Acids," Journal of the American College of Nutrition, 19(3), 2000, pp. 383-391.

5. Nobels, F., et al. "Weight Reduction with a High Protein, Low Carbohydrate, Caloric Restricted Diet: Effects on Blood Pressure, Glucose and Insulin Levels," Netherlands Journal of Medicine, 35(5-6), 1989, pp. 295-302.

6. Abbasi, F., et al. "High Carbohydrate Diets, Triglyceride Rich Lipoproteins, and Coronary Heart Disease Risk," American Journal of Cardiology, 85, 2000, pp. 45-48.

7. Assman, G., et al. "The Emergence of Triglycerides as a Significant Independent Risk Factor in Coronary Artery Disease," European Heart Journal, 19(M), 1998, pp. M8-M14.

8. Manninen, V., et al. "Joint Effects of Serum Triglyceride and LDL Cholesterol and HDL Cholesterol Concentrations on Coronary Heart Disease Risk in the

Helsinki Heart Study: Implications for Treatment," Circulation, 85, 1992, pp. 37-47.

9. Erkkila, A. T., et al. "Dietary Associates of Serum Total, LDL, and HDL Cholesterol and Triglycerides in Patients with Coronary Heart Disease," Preventive Medicine, 28(6), 1999, pp. 558-565.

10. Morris, K., et al. "Glycemic Index, Cardiovascular Disease, and Obesity," Nutrition Reviews, 57(9), 1999, pp. 273-276.

11. Miller, M., et al. "Normal Triglyceride Levels and Coronary Artery Disease Events: The Baltimore Coronary Observational Long-Term Study." The American College of Cardiology, 31(6), 1998, pp. 1252-1257.

12. Hu, F. B., et al. "Dietary Protein and Risk of Ischemic Heart Disease in Women," American Journal of Clinical Nutrition, 70, 1999, pp. 221-227.

13. Jeppesen, J., et al. "Triglyceride Concentration and Ischemic Heart Disease: An Eight-Year Follow-Up in the Copenhagen Male Study," Circulation, 97(11), 1998, pp. 1029-1036.

14. Stavenow, L., and Kjellstrom, T. "Influence of Serum Triglyceride Levels on the Risk for Myocardial Infarction in 12,510 Middle Aged Males: Interaction with Serum Cholesterol," Atherosclerosis, 147, 1999, PP. 243-247.

15. Miller, M. "Is Hypertriglyceridaemia an Independent Risk Factor for Coronary Heart Disease? The Epidemiological Evidence," European Heart Journal, 19. Supplement H, 1998, pp. H18-H22.

16. Reaven, G.M., et al. "Hypertension Is a Disease of Carbohydrate and Lipoprotein Metabolism," American Journal of Medicine, 87(supplement 6A), 1989, pp. 2S-6S.

17. McPhillips, J. B., et al. "Cardiovascular Disease Risk Factors Prior to the Diagnosis of Impaired Glucose Tolerance and Non-Insulin-Dependent Diabetes Mellitus in a Community of Older Adults," American Journal of Epidemiology, 131(3), 1990, pp.443-453.

18. Wu, J.T. "Review of Diabetes: Identification of Markers for Early Detection, Glycemic Control, and Monitoring Clinical Complications." Journal of Clinical Laboratory Analysis, 7(5), 1993, pp. 293-300.

19. Gutierrez, M., et al. "Utility of a Short-Term 25% Carbohydrate Diet on Improving Glycemic Control in Type 2 Diabetes Mellitus," Journal of the American College of Nutrition, 17(6), 1998, pp. 595-600.

20. Buyken, A.E., et al. "Glycemic Index in the Diet of European Outpatients with Type 1 Diabetes: Relations to Glycated Hemoglobin and Serum Lipids," American Journal of Clinical Nutrition, 73(3), 2001, PP. 574-581.

21. Mayer-Davis, E.J., et al. "Insulin Secretion, Obesity, and Potential Behavioral Influences: Results from the Insulin Resistance Atherosclerosis Study (IRAS)," Diabetes/Metabolism Research and Reviews, 17(2), 2001, pp. 137-145.

22. Fujita, Y., et al. "Basal and Post-Protein Insulin and Glucagon Levels During a High and Low Carbohydrate Intake and Their Relationships to Plasma Triglycerides," Diabetes, 24(60), 1975, pp. 552-558.

23. Garg, A., et al. "Comparison of Effects of High and Low Carbohydrate Diets on Plasma Lipoproteins and Insulin Sensitivity in Patients with Mild NIDDM," Diabetes, 41(10), 1992, pp. 1278-1285.

24. Salmeron, J., et al. "Dietary Fat Intake and Risk of Type 2 Diabetes in Women," American Journal of Clinical Nutrition, 73(6) 2001, pp. 1001-1002

25. Salmeron, J., et al. "Dietary Fiber, Glycemic Load, and Risk of NIDDM in Men," Diabetes Care, 20(4), 1997, pp. 545-550.

26. National Center for Health Statistics, Centers of Disease Control. "Prevalence of Overweight and Obesity Among Adults: United States, 1999," http://cdc.gov/nchs/products/pubs/pubd/hestats/obese/obse99.htm. Accessed September 5, 2001.

27. Guyton, A. C. "Lipid Metabolism," Textbook of Medical Physiology (8th edition), 1991, chapter 68, pp. 756-760.

28. Sondike, S., et al. "The Ketogenic Diet Increases Weight Loss but not Cardio-vascular Risk: A Randomized Controlled Trial," Journal of Adolescent Health, 26, 2000, p. 91.

29. Kasper, H., et al. "Response of Body Weight to a Low Carbohydrate, High Fat Diet in Normal Obese Subjects," American Journal of Clinical Nutrition, 26, 1973, pp. 197-204.

30, Enns, C.W., et al. "Trends in Food and Nutrient Intakes by Adults: CSFII 1989-91 and CSFII 1994-95," Family Economics NFCS 1977-7 and Nutrition Review, 10(4), 1997, pp. 2-15.

Chapter 2

1. Kekwick, A., and Pawan, L. S. "Calorie Intake in Relation to Body Weight Changes in the Obese," Lancet, 1956, pp. 155-161.

2. Rabast, U., et al. "Dietetic Treatment of Obesity with Low and High Carbohy-drate Diets: Comparative Studies and Clinical Results," International Journal of Obesity, 3(3), 1979, pp. 201-211.

3. Rabast, U., et al. "Loss of Weight, Sodium and Water in Obese Persons Consum-ing a High- or Low-Carbohydrate Diet," Annals of Nutrition and Metabolism, 25(6), 1981, pp. 341-349.

4. Yang, M. U., and Van Itallie, T. B. "Composition of Weight Loss During Short-Term Weight Reduction. Metabolic Responses of Obese Subjects to Starvation and Low-Calorie Ketogenic and Nonketogenic Diets," Journal of Clinical Inves-tigation, 58(3), 1976, pp. 722-730.

5. Young, C., et al. "Effect on Body Composition and Other Parameters in Obese Young Men of Carbohydrate Level of Reduction Diet," American Journal of Clinical Nutrition, 24, 1971, pp. 290-296.

6. Kasper, H., et al. "Response of Body Weight to a Low Carbohydrate, High Fat

Diet in Normal Obese Subjects." American Journal of Clinical Nutrition, 26, 1973, pp. 197-204.

7. Skov, A. R., et al. "Randomized Trial on Protein vs. Carbohydrate in Ad Libitum Fat Reduced Diet for the Treatment of Obesity," International Journal of Obesity, 23. 1999, pp. 528-536.

8. Willi, S. M., et al. "The Effects of a High-Protein, Low-Fat Ketogenic Diet on Adolescents with Morbid Obesity: Body Composition, Blood Chemistries, and Sleep Abnormalities," Pediatrics, 101(1), 1998, pp. 61-67.

9. Sharman, M.J., et al. "Fasting and Postprandial Lipoprotein Responses to a Ketogenic Diet," abstract presentation at American College of Sports Medicine, June 2001.

10. Garrow, J.S., and Summerbell, C. D. "Meta-Analysis: Effect of Exercise, with or Without Dieting, on Body Composition of Overweight Subjects." European Journal of Clinical Nutrition, 49(1), 1995, pp. 1-10.

11. Lean, M. E., et al. "Weight Loss with High and Low Carbohydrate 1200 Kcal Diets in Free Living Women," European Journal of Clinical Nutrition, 51(4), 1997, pp. 243-248.

12. Benoit, F.L., et al. "Changes in Body Composition During Weight Reduction in Obesity: Balance Studies Comparing Effects of Fasting and a Ketogenic Diet," Annals of Internal Medicine, 63, 1965, pp. 604-612.

13. Sondike, S., et al. "The Ketogenic Diet Increases Weight Loss but not Cardiovascular Risk: A Randomized Controlled Trial," Journal of Adolescent Health, 26, 2000, p. 91.

14. Westman, E., et al. "Effect of a Very Low Carbohydrate Diet and Nutritional Supplements on Serum Lipids in Mildly Overweight Individuals," Abstract presentation at Southern Regional Society for General Internal Medicine, February 18, 2000.

15. Volek, J. S., et al. "Fasting Lipoprotein and Postprandial Triacylglycerol Re-

sponses to a Low-Carbohydrate Diet Supplemented with n-3 Fatty Acids," Journal of the American College of Nutrition, 19 (3), 2000, pp. 383-391.

16. Nobels, F., et al. "Weight Reduction with a High Protein, Low Carbohydrate, Caloric Restricted Diet: Effects on Blood Pressure, Glucose and pp. 295-302. Insulin Levels," Netherlands Journal of Medicine, 35(5-6), 1989.

17. Abbasi, F., et al. "High Carbohydrate Diets. Triglyceride Rich Lipoproteins, and Coronary Heart Disease Risk," American Journal of Cardiology, 85, 2000, pp. 45-48.

18. Assman, G., et al. "The Emergence of Triglycerides as a Significant Independent Risk Factor in Coronary Artery Disease," European Heart Journal, 19(M), 1998, pp. M8-M14.

19. Manninen, V., et al. "Joint Effects of Serum Triglyceride and LDL Cholesterol and HDL Cholesterol Concentrations on Coronary Heart Disease Risk in the Helsinki Heart Study: Implications for Treatment," Circulation, 85, 1992, pp. 37-47.

20. Erkkila, A. T., et al. "Dietary Associates of Serum Total, LDL, and HDL Cholesterol and Triglycerides in Patients with Coronary Heart Disease." Preventive Medicine, 28(6), 1999, pp. 558-565.

21. Morris, K., et al. "Glycemic Index, Cardiovascular Disease, and Obesity," Nutrition Reviews, 57(9), 1999, pp. 273-276.

22. Miller, M., et al. "Normal Triglyceride Levels and Coronary Artery Disease Events: The Baltimore Coronary Observational Long-Term Study." Journal of the American College of Cardiology, 31(6), 1998, Pp. 1252-1257.

23. Hu, F. B., et al. "Dietary Protein and Risk of Ischemic Heart Disease in Women," American Journal of Clinical Nutrition, 70, (1999), pp. 221-227.

24. Jeppesen, J., et al. "Triglyceride Concentration and Ischemic Heart Disease: An Eight-Year Follow-Up in the Copenhagen Male Study." Circulation, 97(11), 1998, pp. 1029-1036.

25. Stavenow, L., and Kjellstrom, T. "Influence of Serum Triglyceride Levels on the Risk for Myocardial Infarction in 12,510 Middle Aged Males: Interaction with Serum Cholesterol," Atherosclerosis, 147, 1999, Pp. 243–247.

26. Miller, M. "Is Hypertriglyceridaemia an Independent Risk Factor for Coronary Heart Disease? The Epidemiological Evidence," European Heart Journal, 19, 1998, Supplement H, pp. H18–H22.

27. Reaven, G. M., et al. "Hypertension Is a Disease of Carbohydrate and Lipoprotein Metabolism." American Journal of Medicine, 87 (supplement 6A), 1989, pp. 2S–6S.

28. McPhillips, J. B., et al. "Cardiovascular Disease Risk Factors Prior to the Diagnosis of Impaired Glucose Tolerance and Non–Insulin–Dependent Diabetes Mellitus in a Community of Older Adults." American Journal of Epidemiology, 131(3), 1990, pp.443–453.

29. Wu, J. T. "Review of Diabetes: Identification of Markers for Early Detection, Glycemic Control, and Monitoring Clinical Complications," Journal of Clinical Laboratory Analysis, 7(5), 1993, pp. 293–300.

30. Gutierrez, M., et al. "Utility of a Short–Term 25% Carbohydrate Diet on Improving Glycemic Control in Type 2 Diabetes Mellitus," Journal of the American College of Nutrition, 17(6), 1998, pp. 595–600.

31. Buyken, A.E., et al. "Glycemic Index in the Diet of European Outpatients with Type 1 Diabetes: Relations to Glycated Hemoglobin and Serum Lipids," American Journal of Clinical Nutrition, 73(3), 2001, pp. 574–581.

32. Mayer–Davis, E. J., et al. "Insulin Secretion, Obesity, and Potential Behavioral Influences: Results from the Insulin Resistance Atherosclerosis Study (IRAS)," Diabetes/Metabolism Research and Reviews, 17 (2), 2001, Pp. 137–145.

33. Fujita, Y., et al. "Basal and Post–Protein Insulin and Glucagon Levels During a High and Low Carbohydrate Intake and Their Relationships to Plasma Triglycerides," Diabetes, 24(60), 1975, pp. 552–558.

34. Garg, A., et al. "Comparison of Effects of High and Low Carbohydrate Diets on Plasma Lipoproteins and Insulin Sensitivity in Patients with Mild NIDDM," Diabetes, 41(10), 1992, pp. 1278-1285.

35. Salmeron, J., et al. "Dietary Fat Intake and Risk of Type 2 Diabetes in Women," American Journal of Clinical Nutrition, 73(6), 2001, pp. 1001-1002.

36. Salmeron, J., et al. "Dietary Fiber, Glycemic Load, and Risk of NIDDM in Men," Diabetes Care, 20(4), 1997, pp. 545-550.

37. Baba, N. H., et al. "High Protein vs. High Carbohydrate Hypoenergetic Diet for the Treatment of Obese Hyperinsulinemic Subjects." International Journal of Obesity, 11, 1999, pp. 1202-1206.

38. Wolfe, B.M. "Potential Role of Raising Dietary Protein Intake for Reducing Risk of Atherosclerosis," Canadian Journal of Cardiology. 11(Supplement G), 1995, pp. 127G-131G.

39. Wolfe, B.M., and Giovannetti, P. M. "Short-Term Effects of Substituting Protein for Carbohydrate in the Diets of Moderately Hypercholesterolemic Human Subjects," Metabolism, 40(4), 1991, pp. 338-343.

40. Gumbiner, B., et al. "Effects of Diet Composition and Ketosis on Glycemia During Very-Low-Energy-Diet Therapy in Obese Patients with Non-Insulin-Dependent Diabetes Mellitus," American Journal of Clinical Nutrition, 63, 1996, pp. 110-115.

41. Parks, E., and Hellerstein, M. "Carbohydrate-Induced Hypertriacyl glycerolemia: Historical Perspective and Review of Biological Mechanisms," American Journal of Clinical Nutrition, 7, 2000, pp. 412-433.

42. Daly, M. E., et al. "Dietary Carbohydrates and Insulin Sensitivity: A Review of the Evidence and Clinical Implications." American Journal of Clinical Nutrition, 66, 1997, pp. 1072-1085.

43. Friedlander, Y., et al. "LDL Particle Size and Risk Factors of Insulin Resistance Syndrome," Atherosclerosis, 148, 2000, pp. 141-149.

44. Carantoni, M., et al. "Relationship Between Insulin Resistance and Partially Oxidized LDL Particles in Healthy Nondiabetic Volunteers," Arteriosclerosis Thrombosis and Vascular Biology, 18, 1998, pp. 762-767.

45. Lamarche, B., et al. "Fasting Insulin and Apolipoprotein B Levels and Low Density Lipoprotein Particle Size as Risk Factors for Ischemic Heart Disease," Journal of the American Medical Association, 279, 1998, pp. 1955-1961.

46. Lee, B.M., and Wolever, T.M.S., "Effect of Glucose, Sucrose and Fructose on Plasma Glucose and Insulin Responses in Normal Humans: Comparisons with White Bread," European Journal of Clinical Nutrition. 52, 1998, pp. 924-928.

47. Facchini, F.S., et al. "Insulin Resistance as a Predictor of Age-Related Disease," Journal of Clinical Endocrinology and Metabolism, 86(8), 2001, pp. 3574-3578.

48. Zavaroni, I., et al. "Hyperinsulinemia in a Normal Population as a Predictor of Non-Insulin-Dependent Diabetes Mellitus, Hypertension and Coronary Heart Disease: The Barille Factory Revisited," Metabolism, 48(8) 1999, pp. 989-994.

49. Meigs, J.B., et al. "Hyperinsulinemia, Hyperglycemia, and Impaired Homeostasis: The Framingham Offspring Study," Journal of the American Medical Association, 283(2), 2000, pp. 221-228.

50. Raynaud, E., et al. "Relationships Between Fibrinogen and Insulin Resistance," Atherosclerosis, 150, 2000, pp. 365-370.

51. Durrington, P.N. "Triglycerides Are More Important in Atherosclerosis than Epidemiology has Suggested," Atherosclerosis, 141(Supplement1), 1998, pp. S57-S62.

52. Cleland, S.J., et al. "Insulin as a Vascular Hormone: Implications for the Pathophysiology of Cardiovascular Disease," Clinical and Experimental Pharmacology and Physiology, 25, 1998, pp. 175-184.

53. Kim, Young-In. "Diet, Lifestyle, and Colorectal Cancer: Is Hyperinsulinemia the Missing Link?" Nutrition Reviews, 56(9), 1998, pp. 275-279.

54. Yu, H., and Rohan, T. "Role of the Insulin-Like Growth Factor Family in Can-

cer Development and Progression," Journal of the National Cancer Institute, 92(18), 2000, pp. 1472-1489.

55. Kaaks, R., et al. "Serum C-Peptide, Insulin-Like Growth Factor(IGF)-I, IGF-Binding Proteins, and Colorectal Cancer Risk in Women," Journal of the National Cancer Institute, 92(19), 2000, pp. 1592-1600.

56. Song, E. Y., et al. "Diabetes but not Obesity Is a Prognostic Factor for Disease-Free Survival in Women with Stage I, II, or III Breast Carcinoma Receiving Tamoxifen," program and abstracts of the 23rd Annual San December 6-9, 2000. Antonio Breast Cancer Symposium; abstract # 120, San Antonio, Texas, December 6-9, 2000.

57. Goodwin, P.J., et al. "Prognostic Effects of Circulating Insulin-Like Growth Factor Binding Proteins (IGFBPS) 1 and 3 in Operable Breast Cancer," program and abstracts of the 23rd Annual San Antonio Breast Cancer Symposium; abstract #118, San Antonio, Texas, December 6-9, 2000.

58. Franceschi, S., et al. "Intake of Macronutrients and Risk of Breast Cancer," Lancet, 347, 1996, pp. 1351-1356.

59. Nestler, J., et al. "Ovulatory and Metabolic Effects of D-Chiro-Inositol in the Polycystic Ovary Syndrome," New England Journal of Medicine, 340, 1999, pp. 1314-1320.

60. Davison, R. M. "New Approaches to Insulin Resistance in Polycystic Ovarian Syndrome," Current Opinions in Obstetrics and Gynecology. 10(3), 1998, pp. 193-198.

61. Legro, R. S., et al. "Prevalence and Predictors of Risk for Type 2 Diabetes Mellitus and Impaired Glucose Tolerance in Polycystic Ovary Syndrome: A Prospective, Controlled Study in 254 Affected Women," Journal of Clinical Endocrinology and Metabolism, 84(1), 1999, pp. 165-169.

62. Wolk, A., et al. "A Prospective Study of Association of Monounsaturated Fat and Other Types of Fat with Risk of Breast Cancer," Archives of Internal

Medicine, 158, 1998, pp. 41-45.

63. Phinney, S. D., et al. "The Human Metabolic Response to Chronic Ketosis Without Caloric Restriction: Physical and Biochemical Adaptation," Metabolism, 32(8), 1983, pp. 757-768.

64. Enns, C. W., et al. "Trends in Food and Nutrient Intakes by Adults: NFCS 1977-78, CSFII 1989-91 and CSFII 1994-95," Family Economics and Nutrition Review, 10(4), 1997, pp. 2-15.

65. See bibliography to Shafrir, E., "Effect of Sucrose and Fructose on Carbohydrate and Lipid Metabolism and the Resulting Consequences," in Reitner, R., ed., Regulation of Carbohydrate Metabolism, Vol. II, Boca Raton, Florida, CRC Press, 1985.

76. Dolnick, E. "Le Paradoxe Francais," Hippocrates. May/June 1990. Pp. 37-43.

Chapter 4

1. Liu, S., and Manson, J.E. "Dietary Carbohydrates, Physical Inactivity, Obesity, and the 'Metabolic Syndrome' as Predictors of Coronary Heart Disease." Current Opinion in Lipidology, 12(4), 2001, pp. 395-404.

2. Meigs, J. B., et al. "Hyperinsulinemia, Hyperglycemia, and Impaired Homeostasis: The Framingham Offspring Study," Journal of the American Medical Association, 283(2), 2000, pp. 221-228.

3. Pyorala, M., et al. "Insulin Resistance Syndrome Predicts the Risk of Coronary Heart Disease and Stroke in Healthy Middle-Aged Men: The 22Year Follow-Up Results of the Helsinki Policeman Study," Arteriosclerosis Thrombosis and Vascular Biology, 20(2), 1998, pp. 538-544.

4. Jiang, X., et al. "Association of Fasting Insulin Level with Serum Lipid and Lipoprotein Levels in Children, Adolescents, and Young Adults: The Bogalusa Heart Study," Archives of Internal Medicine, 155, 1995, pp. 190-196.

5. Nobels, F., et al. "Weight Reduction with a High Protein, Low Carbohydrate, Caloric Restricted Diet: Effects on Blood Pressure, Glucose and Insulin Levels," Netherlands Journal of Medicine, 35(5-6), 1989, pp. 295-302.

6. Abbasi, F., et al. "High Carbohydrate Diets, Triglyceride Rich Lipoproteins, and Coronary Heart Disease Risk," American Journal of Cardiology, 85, 2000, pp. 45-48.

7. Assman, G., et al. "The Emergence of Triglycerides as a Significant Independent Risk Factor in Coronary Artery Disease," European Heart Journal, 19(M), 1998, pp. M8-M14.

8. Manninen, V., et al. "Joint Effects of Serum Triglyceride and LDL Cholesterol and HDL Cholesterol Concentrations on Coronary Heart Disease Risk in the Helsinki Heart Study: Implications for Treatment," Circulation, 85, 1992, pp. 37-47.

9. Erkkila, A. T., et al. "Dietary Associates of Serum Total, LDL, and HDL Cholesterol and Triglycerides in Patients with Coronary Heart Disease," Preventive Medicine, 28 (6), 1999, pp. 558-565.

10. Morris, K., et al. "Glycemic Index, Cardiovascular Disease, and Obesity," Nutrition Reviews, 57(9), 1999, pp. 273-276.

11. Miller, M., et al. "Normal Triglyceride Levels and Coronary Artery Disease Events: The Baltimore Coronary Observational Long-Term Study," American College of Cardiology, 31(6), 1998, pp. 1252-1257.

12. Hu, F. B., et al. "Dietary Protein and Risk of Ischemic Heart Disease in Women," American Journal of Clinical Nutrition, 70. (1999). PP. 221-227.

13. Jeppesen, J., et al. "Triglyceride Concentration and Ischemic Heart lation, 97(11), 1998, pp. 1029-1036.

14. Stavenow, L., and Kjellstrom. T. "Influence of Serum Triglyceride Levels on the Risk for Myocardial Infarction in 12,510 Middle Aged Males: pp. 243-247. Interaction with Serum Cholesterol." Atherosclerosis, 147, 1999, pp.143-247

15. Miller, M. "Is Hypertriglyceridaemia an Independent Risk Factor for Coronary Heart Disease? The Epidemiological Evidence," European Heart Journal, 19 supplement H, 1998, pp. H18-H22.

16. Reaven, G.M., et al. "Hypertension Is a Disease of Carbohydrate and Lipoprotein Metabolism," American Journal of Medicine, 87(supplement 6A), 1989, pp. 2S-6S.

17. McPhillips, J. B., et al. "Cardiovascular Disease Risk Factors Prior to the Diagnosis of Impaired Glucose Tolerance and Non-Insulin-Dependent Diabetes Mellitus in a Community of Older Adults," American Journal of Epidemiology, 131(3), 1990, pp. 443-453.

18. Wu, J. T. "Review of Diabetes: Identification of Markers for Early Detection, Glycemic Control, and Monitoring Clinical Complications." Journal of Clinical Laboratory Analysis, 7(5), 1993, pp. 293-300.

19. Parks, E., and Hellerstein, M. "Carbohydrate-Induced Hypertriacylglycerolemia: Historical Perspective and Review of Biological Mechanisms," American Journal of Clinical Nutrition, 7, 2000, pp. 412-433.

20. McLaughlin, T., et al. "Carbohydrate-Induced Hypertriglyceridemia: An Insight into the Link Between Plasma Insulin and Triglyceride Concentrations," Journal of Clinical Endocrinology and Metabolism, 85(9), 2000, pp. 3085-3088.

21. Song, E. Y., et al. "Diabetes but not Obesity Is a Prognostic Factor for Disease-Free Survival in Women with Stage I, II, or III Breast Carcinoma Receiving Tamoxifen," program and abstracts of the 23rd Annual SanAntonio Breast Cancer Symposium; abstract #120, San Antonio, Texas, December 6-9, 2000.

22. Goodwin, P.J., et al. "Prognostic Effects of Circulating Insulin-Like Growth Factor Binding Proteins (IGFBPS) 1 and 3 in Operable Breast Cancer." program and abstracts of the 23rd Annual San Antonio Breast Cancer Symposium; abstract #118, San Antonio, Texas, December 6-9, 2000.

23. Franceschi, S., et al. "Intake of Macronutrients and Risk of Breast Cancer,"

Lancet, 347, 1996, pp. 1351-1356.

24. Nestler, J., et al. "Ovulatory and Metabolic Effects of D-Chiro-Inositol in the Polycystic Ovary Syndrome," New England Journal of Medicine, 340, 1999, pp. 1314-1320.

25. Davison, R.M. "New Approaches to Insulin Resistance in Polycystic Ovarian Syndrome." Current Opinions in Obstetrics and Gynecology. 10(3), 1998, pp. 193-198.

26. Wolk, A., et al. "A Prospective Study of the Association of Monounsaturated Fat and Other Types of Fat with Risk of Breast Cancer," Archives of Internal Medicine, 158, 1998, pp. 41-45.

27. Legro, R. S., et al. "Prevalence and Predictors of Risk for Type 2 Diabetes Mellitus and Impaired Glucose Tolerance in Polycystic Ovary Syndrome: A Prospective, Controlled Study in 254 Affected Women," Journal of Clinical Endocrinology and Metabolism, 84(1), 1999, pp. 165-169.

28. Balkau, B., et al. "High Blood Glucose Concentration Is a Risk Factor for Mortality in Middle-Aged Non-Diabetic Men: 20-Year Follow-Up in the Whitehall Study, the Paris Prospective Study, and the Helsinki Policeman Study," Diabetes Care, 3, 1998, pp. 360-367.

Chapter 5

1. Reaven, G. "Syndrome X," Current Treatment Options in Cardiovascular Medicine, 3(4), 2001, pp. 323-332.

2. Fujita, Y., et al. "Basal and Post-Protein Insulin and Glucagon Levels During a High and Low Carbohydrate Intake and Their Relationships to Plasma Triglycerides." Diabetes, 24(60), 1975, pp.552-558.

3. Hilton, A.D., and Hursh, T. A. "Type 2 Diabetes in an Aviator, Protein Diet vs. Traditional Diet: Case Report," Aviation, Space and Environmental Medicine.

72(3), 2001, pp. 219-220.

4. Young, C., et al. "Effect on Body Composition and Other Parameters in Obese Young Men of Carbohydrate Level of Reduction Diet," American Journal of Clinical Nutrition, 24, 1971, pp. 290-296.

5. Golay, A., et al. "Weight-Loss with Low or High Carbohydrate Diet?," International Journal of Obesity and Related Metabolic Disorders. 20(12), 1996, pp. 1067-1072.

6. Benoit, F.L., et al. "Changes in Body Composition During Weight Reduction in Obesity: Balance Studies Comparing Effects of Fasting and a Ketogenic Diet," Annals of Internal Medicine, 63, 1965, pp. 604-612.

7. Phinney. S.D., et al. "Capacity for Moderate Exercise in Obese Subjects After Adaptation to a Hypocaloric, Ketogenic Diet," Journal of Clinical Investigation, 66(5), 1980, pp. 1152-1161.

8. Willi, S. M., et al. "The Effects of a High-Protein, Low-Fat Ketogenic Diet on Adolescents with Morbid Obesity: Body Composition, Blood Chemistries, and Sleep Abnormalities," Pediatrics, 101(1), 1998, pp. 61-67.

9. Sharman, M.J., et al. "Fasting and Postprandial Lipoprotein ReSports Medicine, June 2001.

10. Phinney, S.D., et al. "The Human Metabolic Response to Chronic Ketosis Without Caloric Restriction: Preservation of Submaximal Exercise Capability with Reduced Carbohydrate Oxidation." Metabolism, 32(8), 1983, pp. 769-776.

11. Sondike, S., et al. "The Ketogenic Diet Increases Weight Loss but not Cardiovascular Risk: A Randomized Controlled Trial," Journal of Adolescent Health, 26, 2000, p.91.

12. Phinney, S.D., et al. "The Human Metabolic Response to Chronic Ketosis Without Caloric Restriction: Physical and Biochemical Adaptation," Metabolism, 32(8), 1983, pp. 757-768.

13. Heaney, R. P. "Dietary Protein and Phosphorous Do Not Affect Calcium Ab-

sorption," American Journal of Clinical Nutrition, 72(3), 2000, PP. 758-761.

14. Heaney, R.P. "Excess Dietary Protein May not Adversely Affect Bone," Nutrition, 8(6), 1998, pp. 1054-1057.

15. Spencer, H., et al. "Do Protein and Phosphorus Cause Calcium Loss?" Journal of Nutrition, 118(6), 1988, pp. 657-660.

16. Moriguti, J.C., et al. "Urinary Calcium Loss in Elderly Men on a Vegetable: Animal (1:1) High-Protein Diet," Gerontology, 45(5), 1999, pp. 274-278.

17. Spencer, H., et al. "Effect of a High Protein (Meat) Intake on Calcium Metabolism in Man," American Journal of Clinical Nutrition, 31. 1978, pp. 2167-2180.

18. Spencer, H., and Kramer, L. "Osteoporosis, Calcium Requirement, and Factors Causing Calcium Loss," Clinical Geriatric Medicine, 3(2), 1987, pp. 389-402.

19. Spencer, H., et al. "Further Studies of the Effect of a High Protein Diet as Meat on Calcium Metabolism." American Journal of Clinical Nutrition, 37(6), 1983, pp. 924-929.

20. Lausen, B. "No Evidence for Dietary Protein and Dietary Salt as Main Factors of Calcium Excretion in Healthy Children and Adolescents," American Journal of Clinical Nutrition, 67(3), 1999, pp. 742-743.

Chapter 6

1. Kekwick, A., and Pawan, L. S. "Calorie Intake in Relation to Body Weight Changes in the Obese." Lancet, 1956, pp. 155-161.

2. Kekwick, A., and Pawan, L. S. "Metabolic Study in Human Obesity with Isocaloric Diets High in Fat, Protein or Carbohydrate," Metabolism. 1957, pp. 447-460.

3. Benoit, F.L., et al. "Changes in Body Composition During Weight Reduction in Obesity: Balance Studies Comparing Effects of Fasting and a Ketogenic Diet," Annals of Internal Medicine, 63, 1965, pp. 604-612.

4. Young, C., et al. "Effect on Body Composition and Other Parameters in Obese Young Men of Carbohydrate Level of Reduction Diet." American Journal of Clinical Nutrition, 24, 1971, pp. 290-296.

5. Rabast, U., et al. "Comparative Studies in Obese Subjects Fed Carbohydrate-Restricted and High Carbohydrate 1,000 Calorie Formula Diets," Nutrition and Metabolism, 22 (1978), pp. 269-277.

6. Lean, M.E., et al. "Weight Loss with High and Low Carbohydrate trition, 51(4), 1997, pp. 243-248.

7. Skov, A. R., et al. "Randomized Trial on Protein vs. Carbohydrate in Ad Libitum Fat Reduced Diet for the Treatment of Obesity," International Journal of Obesity, 23, 1999, pp.528-536.

8. Golay, A., et al. "Similar Weight Loss with Low or High-Carbohydrate Diets," American Journal of Clinical Nutrition, 63(2), 1996. PP. 174-178.

9. Golay, A., et al. "Weight-Loss with Low or High Carbohydrate Diet?" International Journal of Obesity and Related Metabolic Disorders, 20(12), 1996, pp. 1067-1072.

10. Sondike, S., et al. "The Ketogenic Diet Increases Weight Loss but not Cardiovascular Risk: A Randomized Controlled Trial," Journal of Adolescent Health, 26, 2000, p. 91.

Chapter 7

1. Chandalia, M., et al. "Beneficial Effects of High Fibre Intake in Patients with Type 2 Diabetes Mellitus," New England Journal of Medicine, 342, 2000, pp. 1392-1398.

2. Liu, S., et al. "A Prospective Study of Dietary Glycemic Load, Carbohydrate Intake, and Risk of Coronary Heart Disease in U.S. Women," American Journal of Clinical Nutrition, 71, 2000, pp. 1455-1461.

3. Franceschi, S., et al. "Dietary Glycemic Load and Colorectal Cancer Risk," Annals of Oncology, 12(2), 2001, pp. 173-178.

4. Song, E. Y., et al. "Diabetes but not Obesity Is a Prognostic Factor for Disease-Free Survival in Women with Stage I, II, or III Breast Carcinoma Receiving Tamoxifen," program and abstracts of the 23rd Annual San Antonio Breast Cancer Symposium; abstract #120, San Antonio, Texas, December 6-9, 2000.

5. Goodwin, P.J., et al. "Prognostic Effects of Circulating Insulin-Like Growth Factor Binding Proteins (IGFBPS) 1 and 3 in Operable Breast Cancer," program and abstracts of the 23rd Annual San Antonio Breast Cancer Symposium; abstract #118, San Antonio, Texas, December 6-9, 2000.

6. Davison, R. M. "New Approaches to Insulin Resistance in Polycystic Ovarian Syndrome," Current Opinions in Obstetrics and Gynecology. 10(3), 1998, pp. 193-198.

7. Nestler, J., et al. "Ovulatory and Metabolic Effects of D-Chiro-Inositol in the Polycystic Ovary Syndrome," New England Journal of Medicine, 340, 1999, pp. 1314-1320.

8. Hu, F. B., et al. "Frequent Nut Consumption and Risk of Coronary Heart Disease in Women: Prospective Cohort Study," British Medical Journal, 317(7169), 1998, pp. 1341-1345.

9. Fraser, G. E., "Nut Consumption, Lipids, and Risk of a CoronaryEvent," Clinical Cardiology, 22 (7 Supplement), 1999, pp. III11-15.

10. Edwards, K., et al. "Effect of Pistachio Nuts on Serum Lipids in Patients with Moderate Hypercholesterolemia," Journal of the American College of Nutrition, 18(3), 1999, pp. 229-232.

11. Prior, R. L., et al. "Antioxidant Capacity of Tea and Common Vegetables," Journal of Agriculture and Food Chemistry, 44, 1996. pp. 3426-3431.

12. Wang, H.; Cao, G.; and Prior, R. L. "Total Antioxidant Capacity of Fruits," Journal of Agriculture and Food Chemistry, 44, 1996, pp. 701-705.

13. Prior, R. L., et al. "Antioxidant Capacity as Influenced by Total Phenolic and Anthocyanin Content, Maturity and Variety of Vaccinium Species." Journal of Agriculture and Food Chemistry, 46, 1998, pp. 2686-2693.

14. Steinmetz, K. A., and Potter, J. D. "Vegetables, Fruit, and Cancer Prevention: A Review." Journal of the American Dietetic Association, 96, 1996, pp. 1027-1039.

Chapter 8

1. Gaziano, J. M., et al. "Fasting Triglycerides, High-Density Lipoprotein, and Risk of Myocardial Infarction," Circulation, 96(8), 1997. PP. 2520-2525.

2. Westman, E., et al. "Effect of a Very Low Carbohydrate Diet and Nutritional Supplements on Serum Lipids in Mildly Overweight Individuals," abstract presentation at Southern Regional Society General Internal Medicine, February 18, 2000.

3. Sondike, S., et al. "The Ketogenic Diet Increases Weight Loss but not Cardiovascular Risk: A Randomized Controlled Trial," Journal of Adolescent Health, 26, 2000, p. 91.

4. Dreon, D., et al. "Change in Dietary Saturated Fat Intake Is Correlated with Change in Mass of Large Low- Density-Lipoprotein Particles in Men," American Journal of Clinical Nutrition, 67, 1998, pp. 828-836.

5. Phinney, S.D., et al. "The Human Metabolic Response to Chronic Ketosis Without Caloric Restriction: Physical and Biochemical Adaptation," Metabolism, 32(8), 1983, pp. 757-768.

6. Skov, A. R., et al. "Randomized Trial on Protein vs. Carbohydrate in Ad Libitum Fat Reduced Diet for the Treatment of Obesity," International Journal of Obesity and Related Metabolic Disorders, 23, 1999, pp. 528-536.

7. Dessein, P. H., and Stanwix, A.E. "Beneficial Effects of Weight Loss Associated with Moderate Calorie/Carbohydrate Restriction, and Increased

Proportional Intake of Protein and Unsaturated Fat on Serum Urate and Lipoprotein Levels in Gout: A Pilot Study," Annals of Rheumatoid Disorders, 59 (7), 2000, pp. 539-543.

8. Mokdad, A.H., et al. "Diabetes Trends in the U.S.:1990-98," Diabetes Care, 23(9), 2000, pp. 1278-1283.

Chapter 12

1. Jeppesen, J., et al. "Triglyceride Concentration and Ischemic Heart Disease: An Eight-Year Follow-Up in the Copenhagen Male Study," Circulation, 97(11), 1998, pp. 1029-1036.

Chapter 13

1. Bischoff, S.C., et al. "Allergy and the Gut," International Archives of Allergy Immunology, 121(4), 2000, pp. 270-283.

2. Sampson, H. A. "Food Allergy, Part I: Immunopathogenesis and Clinical Disorders," Journal of Allergy and Clinical Immunology, 103(5),1999, pp. 717-728.

3. Astrup, A., et al. "Low Resting Metabolic Rate in Subjects Predisposed to Obesity: A Role for Thyroid Function," American Journal of Clinical Nutrition, 63(6), 1996, pp. 879-883.

4. Kerr, D., et al. "Effects of Caffeine on the Recognition of and Responses to Hypoglycemia in Humans," Annals of Internal Medicine, 119(8), 1993, pp. 799-804.

Chapter 15

1. Phinney, S.D., et al. "The Human Metabolic Response to Chronic Ketosis With-

out Caloric Restriction: Physical and Biochemical Adaptation," Metabolism, 32(8), 1983, pp. 757-768.

2. Westman, E., et al. "Effect of a Very Low Carbohydrate Diet and Nutritional Supplements on Serum Lipids in Mildly Overweight Individuals." abstract presentation at Southern Regional Society General Internal Medicine, February 18, 2000.

3. Hoffer, L.J. "Metabolic Consequences of Starvation" Modern Nutrition in Health and Disease, Lippincott Williams & Wilkens, Baltimore, 9th edition, 1999, pp. 645-665.

4. Sharman, M.J., et al. "Fasting and Postprandial Lipoprotein Responses to a Ketogenic Diet," abstract presentation at American College of Sports Medicine, June 2001.

5. Spencer, H., et al. "Do Protein and Phosphorus Cause Calcium Loss?," Journal of Nutrition, 118(6), 1988, pp. 657-660.

6. Heaney, R.P. "Excess Dietary Protein May not Adversely Affect Bone." Journal of Nutrition, 128(6), 1998, pp. 1054-1057.

7. Heaney, R. P. "Dietary Protein and Phosphorous Do not Affect Calcium Absorption," American Journal of Clinical Nutrition, 72(3), 2000, pp. 758-761.

8. Moriguti, J.C., et al. "Urinary Calcium Loss in Elderly Men on a Vegetable: Animal (1:1) High-Protein Diet," Gerontology, 45(5), 1999, PP. 274-278.

9. Spencer, H., and Kramer, L. "Osteoporosis, Calcium Requirement, and Factors Causing Calcium Loss," Clinics in Geriatric Medicine, 3(2), 1987, pp. 389-402.

10. Spencer, H., et al. "Effect of a High Protein (Meat) Intake on Calcium Metabolism in Man," American Journal of Clinical Nutrition, 31, 1978, pp. 2167-2180.

11. Lausen, B. "No Evidence for Dietary Protein and Dietary Salt as Main Factors of Calcium Excretion in Healthy Children and Adolescents," American Journal of Clinical Nutrition, 67(3), 1999, pp. 742-743.

12. Skov, A. R., et al. "Changes in Renal Function During Weight Loss Induced by

High vs. Low-Protein, Low-Fat Diets in Overweight Subjects," International Journal of Obesity, 23, 1999, pp. 1170-1177.

13. Bellomo, R., et al. "A Prospective Comparative Study of Moderate Versus High-Protein Intake for Critically Ill Patients with Acute Renal Failure," Renal Failure, 20(3), 1998, pp. 545-547.

14. Blum, M., et al. "Protein Intake and Kidney Function in Humans: Its Effect on Normal Aging," Archives of Internal Medicine, 149(1), 1989, pp. 211-212.

15. Newbold, H. L. "Reducing the Serum Cholesterol Level with a Diet High in Animal Fat," Southern Medical Journal, 81(1), 1988, pp. 61-63.

16. Wolfe, B. M. "Potential Role of Raising Dietary Protein Intake for Reducing Risk of Atherosclerosis," Canadian Journal of Cardiology, 11(Supplement G), 1995, pp. 127G-131G.

17. Gillman, M. W., et al. "Inverse Association of Dietary Fat with Development of Ischemic Stroke in Men," Journal of The American Medical Association, 278(24), 1997, pp. 2145-2150.

18. Cerami, A., et al, "Protein Glycosylation and the Pathogenesis of Atherosclerosis," Metabolism, 34(12 Supplement 1), 1985. pp. 37-42.

19. Cerami, A., et al "Role of Nonenzymatic Glycosylation in Atherogenesis," "Journal of Cellular Biochemistry, 30(2), 1986, pp. 111-120.

20. Nelson, G., et al. "Low-Fat Diets Do not Lower Plasma Cholesterol Levels in Healthy Men Compared to High-Fat Diets with Similar Fatty Acid Composition at Constant Caloric Intake," Lipids, 30, 1995, pp. 969-976.

21. Reaven, G.M., et al. "Hypertension Is a Disease of Carbohydrate and Lipoprotein Metabolism," American Journal of Medicine, 87 (supplement 6A), 1989, pp. 2S-6S.

22. Gaziano, J.M., et al. "Fasting Triglycerides, High-Density Lipoprotein, and Risk of Myocardial Infarction." Circulation, 96(8), 1997. pp. 2520-2525.

23. Austin, M. A., et al. "Hypertriglyceridemia as a Cardiovascular Risk Factor."

American Journal of Cardiology, 81(4A), 1998, pp. 7B-12B.

24. Pieke, B., et al. "Treatment of Hypertriglyceridemia by Two Diets Rich Either in Unsaturated Fatty Acids or in Carbohydrates: Effects on Lipoprotein Subclasses, Lipolytic Enzymes, Lipid Transfer Proteins, Insulin and Leptin," International Journal of Obesity, 24(10), 2000. PP. 1286-96.

25. Abbasi, F., et al. "High Carbohydrate Diets, Triglyceride Rich Lipoproteins, and Coronary Heart Disease Risk," American Journal of Cardiology, 85, 2000, pp. 45-48.

26. Stavenow, L., and Kjellstrom, T. "Influence of Serum Triglyceride Levels on the Risk for Myocardial Infarction in 12,510 Middle Aged Males: Interaction with Serum Cholesterol," Atherosclerosis, 147, 1999, pp. 243-247.

27. Sondike, S., et al. "The Ketogenic Diet Increases Weight Loss but not Cardiovascular Risk: A Randomized Controlled Trial," Journal of Adolescent Health, 26, 2000, p. 91.

28. Young, C., et al. "Effect on Body Composition and Other Parameters in Obese Young Men of Carbohydrate Level of Reduction Diet," American Journal of Clinical Nutrition, 24, 1971, pp. 290-296.

29. Spirt, B. A., et al. "Gallstone Formation in Obese Women Treated by a Low-Calorie Diet," International Journal of Obesity, 19, 1995, p. 595.

30. Gillman, M. W., et al. "Inverse Association of Dietary Fat with Development of Ischemic Stroke in Men," Journal of the American Medical Association, 278(24), 1997, pp. 2145-2150.

Chapter 16

1. Katan, M. B., et al. "Should a Low-Fat, High Carbohydrate Diet Be Recommended for Everyone? Beyond Low-Fat Diets," New England Journal of Medicine, 337, 1997, pp.563-566.

2. "Methods for Voluntary Weight Loss and Control," NIH Technology Assessment Conference Panel, Consensus Development Conference, 30 March to 1 April 1992, Annals of Internal Medicine, 119 (7 part 2), 1993, PP. 764-770.

Chapter 18

1. Murray, C.J.L., and Lopez, A. D. Global Burden of Disease: A Comprehensive Assessment of Mortality and Disability from Diseases, Injuries, and Risk Factors in 1990 and Projected, Harvard School of Public Health, Boston, 1996, pp. 309-310.

2. Kayman, S., et al. "Maintenance and Relapse After Weight Loss in Women: Behavioral Aspects," American Journal of Clinical Nutrition, 52(5), 1990, pp. 800-807.

3. Lee, I.M., and Skerrett, P.J. "Physical Activity and All-Cause Mortality: What is the Dose-Response Relation?," Medical Science and Sports Exercise, 33(Supplement 6), 2001, pp. S459-471, and discussion pp. S493-494.

4. Hassmen, P., et al. "Physical Exercise and Psychological Well-Being: A Population Study in Finland," Preventive Medicine, 30(1), 2000, pp. 17-25.

5. Hakim, A. A., et al. "Effects of Walking on Coronary Heart Disease in Elderly Men: The Honolulu Heart Program," Circulation, 100(1), 1999, pp. 9-13.

6. Physical Activity and Health: A Report of The Surgeon General, U.S. Department of Health and Human Services, Centers for Disease Control and Prevention, National Center for Chronic Disease Prevention and Health Promotion, July 1996.

7. Paffenbarger, R. Lifefit: An Effective Exercise Program for Optimal Health and a Longer Life, Human Kinetics, Champaign, Illinois, 1996.

8. Lambert, E. V., et al. "Enhanced Endurance in Trained Cyclists During Moderate Intensity Exercise Following 2 Weeks Adaptation to a High Fat Diet."

European Journal of Applied Physiology and Occupational Physiology, 69 (4), 1994, pp. 287–293.

9. Leddy, J., et al. "Effect of a High or a Low Fat Diet on Cardiovascular Risk Factors in Male and Female Runners," Medical Science and Sports Exercise, 29, 1997, pp. 17–25.

10. Muoio, D. M., et al. "Effect of Dietary Fat on Metabolic Adjustments to VO, and Endurance in Runners," Medical Science and Sports Exercise, 26, 1994, pp. 81–88.

Chapter 20

1. Cusin, I., et al. "Hyperinsulinemia and Its Impact on Obesity and Insulin Resistance," International Journal of Obesity and Related Metabolic Disorders, 16(supplement 4), 1992. pp. S1–S11.

2. Holt, S. H., and Miller, J.B. "Increased Insulin Response to Ingested Foods Are Associated with Lessened Satiety," Appetite. 24, 1995. pp. 43–54.

3. Parks, E., and Hellerstein, M. "Carbohydrate–Induced Hypertriacylglycerolemia: Historical Perspective and Review of Biological Mechanisms," American Journal of Clinical Nutrition, 7, 2000, pp.412–433.

4. Sigal, RJ., et al. "Acute Post Challenge Hyperinsulinemia Predicts Weight Gain: A Prospective Study," Diabetes, 46, 1997, pp. 1025–1029.

5. Rebouche, C.J. "Carnitine" in Shils, M. E., et al. (editors), Modern Nutrition in Health and Disease, Lippincott Williams & Wilkins, Baltimore, 9th edition, 1999, p. 505.

6. Carter, A.L., et al. "Biosynthesis and Metabolism of Carnitine," Journal of Child Neurology, 10(supplement 2), 1995, pp. S3–S7.

7. Haeckel, R., et al. "Carnitine: Metabolism, Function and Clinical Application," Journal of Clinical Chemistry and Clinical Biochemistry, 28(5). 1990, pp. 291–

295.

8. Lenaz, G., et al. "Mitochondrial Bioenergetics in Aging," Biochimicaet Biophysica Acta, 1459(2-3), 2000, pp. 397-404.

9. Rajala, U., et al. "Antihypertensive Drugs as Predictors of Type 2 Diabetes Among Subjects with Impaired Glucose Tolerance," Diabetes Research and Clinical Practice, 50(3), 2000, pp. 231-239.

10. Lewis, P.J., et al. "Deterioration of Glucose Tolerance in Hypertensive Patients on Prolonged Diuretic Treatment." Lancet, 1 (7959), 1976, PP. 564-566.

11. Amery, A., et al. "Glucose Intolerance During Diuretic Therapy: Results of Trial by European Working Party on Hypertension in the Elderly," Lancet, 1(8066), 1978, pp. 681-683.

Chapter 21

1. Bernstein, G. "Letter to The New York Times," August 16, 2001.

2. Cleave, T. L. Saccharine Disease: The Master Disease of Our Time, Keats Publishing, New Canaan, Connecticut, 1978.

3. "Global Burden of Diabetes," press release, World Health Organization/63 September 14, 1998.http://www.who.int/inf-pr-1998/en/pr98-63.html

4. "Economic Consequences of Diabetes Mellitus in the U.S. in 1997, American Diabetes Association, Diabetes Care, 21(2), 1998, pp. 296-309.

5. "Type 2 Diabetes in Children and Adolescents." American Diabetes Association, Diabetes Care, 23(3), 2000, pp. 381-389.

6. Publications and Products: National Diabetes Fact Sheet Centers for Disease Control Program, 1998. http://www.cdc.gov/diabetes/pubs/facts98.htm

7. American Podiatric Medical Association e-Foot Faqs, "Diabetes and Feet: Frequently Asked Questions." http://www.apma.org/faqsdiab.html

8. Atkins Diet Study, Roper Starch Worldwide Survey, #CN0216. November 1999.

9. Harris, M.I., et al. "Prevalence of Diabetes, Impaired Fasting Glucose Tolerance in U.S. Adults." Diabetes Care, 21(4). 1998, pp. 518-524.

10. DeFronzo, R.A., et al. "Pathogenesis of NIDDM: A Balanced Overview," Diabetes Care, 15(3), 1992, pp. 318-368.

11, Garg, A., et al. "Comparison of Effects of High and Low Carbohydrate Diets on Plasma Lipoproteins and Insulin Sensitivity in Patients with Mild NIDDM," Diabetes, 41(10), 1999, pp. 1278-1285.

12. Campbell, L., et al. "The High Monounsaturated Fat Diet as a Practical Alternative for NIDDM." Diabetes Care, 17(3), 1994, pp. 177-182.

13. Gumbiner, B., et al. "Effects of Diet Composition and Ketosis on Glycemia During Very-Low-Energy-Diet Therapy in Obese Patients with Non-Insulin-Dependent Diabetes Mellitus," American Journal of Clinical Nutrition, 63, 1996, pp. 110-115.

14. Gutierrez, M., et al. "Utility of a Short-Term 25% Carbohydrate Diet on Improving Glycemic Control in Type 2 Diabetes Mellitus," Journal of the American College of Nutrition, 17(6), 1998, pp. 595-600.

15. Goldwasser, I., et al. "Insulin-Like Effects of Vanadium: Basic and Clinical Implications," Journal of Inorganic Biochemistry, 80(1-2), 2000, pp. 21-25.

16. Verma, S., et al. "Nutritional Factors That Can Favorably Influence the Glucose/Insulin System: Vanadium," Journal of the American College of Nutrition, 17(1), 1998, pp. 11-18.

17. Thompson, K. H. "Vanadium and Diabetes." BioFactors, 10(1). 1999, pp. 43-51.

18. Anderson, R. A., et al. "Potential Antioxidant Effects of Zinc and Chromium Supplements in People with Type 2 Diabetes Mellitus." Journal of the American College of Nutrition, 20(3), 2001, pp. 212-218.

19. Cerami, A. "Hypothesis: Glucose as a Mediator of Aging." Journal of the American Geriatric Society, 33(9), 1985, pp. 626-634.

20. Lyons, T.J. "Glycation and Oxidation: A Role in the Pathogenesis of Athero-

sclerosis." American Journal of Cardiology, 71(6), 1993, pp. 26B-31B.

Chapter 22

1. Kaplan, N.M. "The Deadly Quartet: Upper-Body Obesity, Glucose Intolerance, Hypertriglyceridemia, and Hypertension," Archives of Internal Medicine, 149, 1989, pp. 1514-1520.

2. "What Is Obesity?," American Obesity Association, http://www.obesity.org. Accessed September 2001.

3. National Health and Nutrition Examination Survey III (NHANES III), 1988-94. CDC/NCHS and the American Heart Association.

4. Rocchini, A. P. "Proceedings of the Council for High Blood Pressure Research, 1990: Insulin Resistance and Blood Pressure Regulation in Obese and Nonobese Subjects: Special Lecture," Hypertension, 17(6 part 2), 1991, pp. 837-842.

5. Reaven, G. M., et al. "Hypertension as a Disease of Carbohydrate and Lipoprotein Metabolism,"American Journal of Medicine, 87 (supplement 6A),1989, pp. S2-S6.

6. Reaven, G. M., et al. "Banting Lecture 1988. The Role of Insulin Resistance in Human Disease," Diabetes, 37(12), 1988, pp. 1595-1607.

7. Assman, G., and Schulte, H. "Relation of High-Density Lipoprotein Cholesterol and Triglycerides to Incidence of Atherosclerotic Coronary Artery Disease (The PROCAM Experience): Prospective Cardiovascular Munster Study," American Journal of Cardiology, 70(7), 1992, pp. 733-737.

8. Gaziano, J. M., et al. "Fasting Triglycerides, High-Density Lipoprotein, and Risk of Myocardial Infarction." Circulation, 96(8). 1997. pp. 2520-2525.

9. Castelli, W. P. Medical Tribune, 33(2), 1992.

10. Manninen, V., et al. "Joint Effects of Serum Triglyceride and LDL Cholesterol and HDL Cholesterol Concentrations on Coronary Heart Disease Risk in the

Helsinki Heart Study: Implications for Treatment," Circulation, 85(1), 1992, pp. 37-45.

11. Lichtenstein, M.J., et al. "Sex Hormones, Insulin, Lipids and Prevalent Ischemic Heart Disease," American Journal of Epidemiology, 126(4), 1987, pp. 647-657.

12. Pyorala, K., et al. "Plasma Insulin as Coronary Heart Disease Risk Factor: Relationship to Other Risk Factors and Predictive Value during 9/2-Year Follow Up of the Helsinki Policeman Study Population," ActaMedicina Scandvica. Supplementum, 701, 1985, pp. 38-52.

13. Fontbonne, A., et al. "Coronary Heart Disease Mortality Risk: Plasma Insulin Level Is a More Sensitive Marker Than Hypertension or Abnormal Glucose Tolerance in Overweight Males. The Paris Prospective Study," International Journal of Obesity, 12(6), 1988, pp. 557-565.

14. Despres, J. P., et al. "Hyperinsulinemia as an Independent Risk Factor for Ischemic Heart Disease," New England Journal of Medicine, 334(15), 1996, pp. 952-957.

15. "2001 Heart and Stroke Statistical Update, Cardiovascular Diseases," American Heart Association. http://www.americanheart.org/statistics/cvd.html

16. Willett, W.C., et al. "Intake of Trans Fatty Acids and Risk of Coronary Heart Disease Among Women," Lancet, 341(8845), 1993, pp. 581-585.

17. Mensink, R. P., et al. "Effects of Dietary Cis and Trans Fatty Acids on Serum Lipoprotein [A] Levels in Humans," Journal of Lipid Research, 33(10), 1992, pp. 1493-1501.

18. Wolfe, B. M., and Giovannetti, P. M. "Short-Term Effects of Substituting Protein for Carbohydrate in the Diets of Moderately Hypercholesterolemic Human Subjects," Metabolism: Clinical and Experimental. 40(4), 1991, pp. 338-343.

19. Stamler, J., et al. "Inverse Relation of Dietary Protein Markers with Blood Pressure: Findings for 10,020 Men and Women in the INTERSALT Study. INTERSALT Cooperative Research Group. International Study of Salt and Blood

Pressure," Circulation, 94(7), 1996, pp. 1629-1634.

20. Gillman, M. W., et al. "Inverse Association of Dietary Fat with Development of Ischemic Stroke in Men," Journal of the American Medical Association, 278(24), 1997, pp. 2145-2150.

21. Austin, M. A., et al. "Hypertriglyceridemia as a Cardiovascular Risk Factor," American Journal of Cardiology, 81(4A), 1998, pp. 7B-12B.

22. Hu, F. B., et al. "Dietary Protein and Risk of Ischemic Heart Disease in Women." American Journal of Clinical Nutrition, 70(2), 1999, PP. 221-227.

23. Ridker, P. M., et al. "C-Reactive Protein and Other Markers of Inflammation in the Prediction of Cardiovascular Disease in Women," New England Journal of Medicine, 342(12), 2000, pp. 836-843.

24. Keys, A., et al. Epidemiological Studies Relating to CHD: Characteristics of Men 40-59 in Seven Countries, Tampire, Hameen Kirjataino Oy,1966, p. 337.

25. Yudkin, J., and Carey, M. "The Treatment of Obesity by the High Fat Diet: The Inevitability of Calories," Lancet, 1960, pp. 939-941.

26. Cleave, T. L. Saccharine Disease: The Master Disease of Our Time, Keats Publishing, New Canaan, Connecticut, 1975.

Chapter 23

1. Evan, G. W. "The Effects of Chromium Picolinate on Insulin Controlled Parameters in Humans," International Journal of Biosocial Medical Research, 11, 1989, pp. 163-180.

2. Cattin, L., et al. "Treatment of Hypercholesterolemia with Pantethine and Fenofibrate: An Open Randomized Study on 43 Subjects," Current Theories in Research, 38(3), 1985, pp. 386-395.

3. Coggeshall, J. C., et al. "Biotin Status and Plasma Glucose in Diabetics." Annals of New York Academy of Science, 447, 1985, pp. 389-392.

4. Ferrari, R., et al. "The Metabolic Effects of L-Carnitine in Angina Pectoris," International Journal of Cardiology, 5, 1984, p. 213.

5. Van Gall, L., et al. "Exploratory Study of Coenzyme Q10 in Obesity" in Folkers, K., and Yamamura, Y. (editors), Biomedical and Clinical Aspects of Coenzyme Q10 Elsevier Science Publishers, Amsterdam, 4th Edition, 1984, pp. 369-373.

6. Azuma, J., et al. "Therapeutic Effect of Taurine in Congestive Heart Failure: A Double Blind Crossover Trial," Clinical Cardiology, 8, 1985, pp. 276-282.

7. Ellis, F. R., and Nassar, S. "A Pilot Study of Vitamin B_1, in the Treatment of Tiredness," British Journal of Nutrition, 30, 1973, pp. 277-283.

8. Jamal, C.A., et al. "Gamma-Linolenic Acid Diabetic Neuropathy." Lancet, 1, 1986, p. 1098.

9. Ceriello, A., et al. "Hypomagnesemia in Relation to Diabetic Retinopathy." Diabetes Care, 5, 1982, pp. 558-559.

10. Cohen, L. "Magnesium and Hypertension," Magnesium Bulletin, 8, 1986, pp. 1847-1849.

11. Norris, P. G., et al. "Effect of Dietary Supplementation with Fish Oil on Systolic Blood Pressure in Mild Essential Hypertension," British Medical Journal, 293, 1986, p. 104.

12. Kosolcharoen, P., et al. "Improved Exercise Tolerance After Administration of Carnitine," Current Theories in Research, 1981, pp. 753-764.

13. Haeger, K. "Long-Time Treatment of Intermittent Claudication with Vitamin E," American Journal of Clinical Nutrition, 27(10), 1974, pp. 1179-1181.

14. Kamikawa, T., et al. "Effects of Coenzyme Q10 on Exercise Tolerance in Chronic Stable Angina Pectoris," American Journal of Cardiology. 56, 1985, p. 247.

15. Taussig, S.J., and Nieper, H. A. "Bromelain: Its Use in Prevention and Treatment of Cardiovascular Disease: Present Status." Journal of the International Academy of Preventive Medicine, 6(1), 1979, pp. 139-151.

앳킨스 다이어트 혁명 배고픔과 요요 없는 다이어트

초판 · 1쇄 발행 2023년 4월 17일

지은이 · 로버트 앳킨스
옮긴이 · 박중환
편집 · 박중환
디자인 · 김지영
표지 일러스트 · 박재강
교정 · 서윤정
인쇄 · 영진인쇄
유통 · 협진출판 물류
펴낸곳 · 세이버스 출판사
펴낸이 · 서윤정
출판등록 · 2021년 9월 16일 제2021-000124호
주소 · 경기도 용인시 기흥구 평촌1로 12-1 세이버스
전화 · 02-3453-5692
팩스 · 0504-222-9835
이메일 · bigrockone@naver.com